中国药师协会患者教育委员会组织编写

慢性肾脏病
患者用药手账

主　审　张耀华（中国药师协会）

　　　　李大魁（中国药师协会，北京协和医院）

总主编　朱　珠（北京协和医院）

　　　　张晓乐（北京大学第三医院）

主　编　李　静（青岛大学附属医院）

　　　　魏丽娜（青岛大学附属医院）

编　者　李　静（青岛大学附属医院）

　　　　刘雪梅（青岛大学附属医院）

　　　　魏丽娜（青岛大学附属医院）

插　图　夏宇轩（浙江省人民医院）

　　　　王　琳（青岛大学附属医院）

人民卫生出版社

图书在版编目（CIP）数据

患者用药手账 . 慢性肾脏病 / 李静，魏丽娜主编
. —北京：人民卫生出版社，2020
ISBN 978-7-117-29870-4

Ⅰ. ①患… Ⅱ. ①李… ②魏… Ⅲ. ①慢性病 – 肾疾
病 – 用药法 Ⅳ. ①R452②R692.05

中国版本图书馆 CIP 数据核字（2020）第 039682 号

| 人卫智网 | www.ipmph.com | 医学教育、学术、考试、健康，购书智慧智能综合服务平台 |
| 人卫官网 | www.pmph.com | 人卫官方资讯发布平台 |

患者用药手账—慢性肾脏病

主　　编：李　静　魏丽娜
出版发行：人民卫生出版社（中继线 010-59780011）
地　　址：北京市朝阳区潘家园南里 19 号
邮　　编：100021
E - mail：pmph @ pmph.com
购书热线：010-59787592　010-59787584　010-65264830
印　　刷：北京顶佳世纪印刷有限公司
经　　销：新华书店
开　　本：710×1000　1/16　印张：7
字　　数：141 千字
版　　次：2020 年 5 月第 1 版　2020 年 5 月第 1 版第 1 次印刷
标准书号：ISBN 978-7-117-29870-4
定　　价：26.00 元

打击盗版举报电话：**010-59787491**　E-mail：**WQ @ pmph.com**
质量问题联系电话：**010-59787234**　E-mail：**zhiliang @ pmph.com**

填写意义与填写指导

填写意义：

- 贯彻落实《中国防治慢性病中长期规划(2017—2025 年)》和《"健康中国 2030" 规划纲要》文件精神，促进慢性病患者安全合理用药，提高慢性病患者规范管理率，减少用药风险与隐患。
- 为了保障医疗安全和用药安全，患者需要清楚了解所服用药品的名称、规格、用法用量，关注药物治疗期间的各种反应及医疗相关指标的变化。
- 遵从医嘱，按时按量用药，对于患者至关重要。清晰的患者用药目录、用法用量以及用药后反应记录，能够帮助医师了解患者的治疗进度和病情变化，也便于药师为患者梳理用药情况，讲解用药注意事项。

填写指导：

- 本手账应由您(患者本人)或您的家属填写；当您不清楚如何填写时，请咨询医师或药师。
- 用药前，请您认真阅读医师或药师给予的用药指导或特殊提示，并整理记录于本手账中。
- 建议您将处方粘贴于本手账后的"贴处方处"，以备查。
- 在用药过程中，请您随时记录用药后的各种反应及用药相关问题，以便下次就诊时向医师或药师咨询。
- 请您妥善保管本手账，并在就诊、咨询或购药时携带和出示。

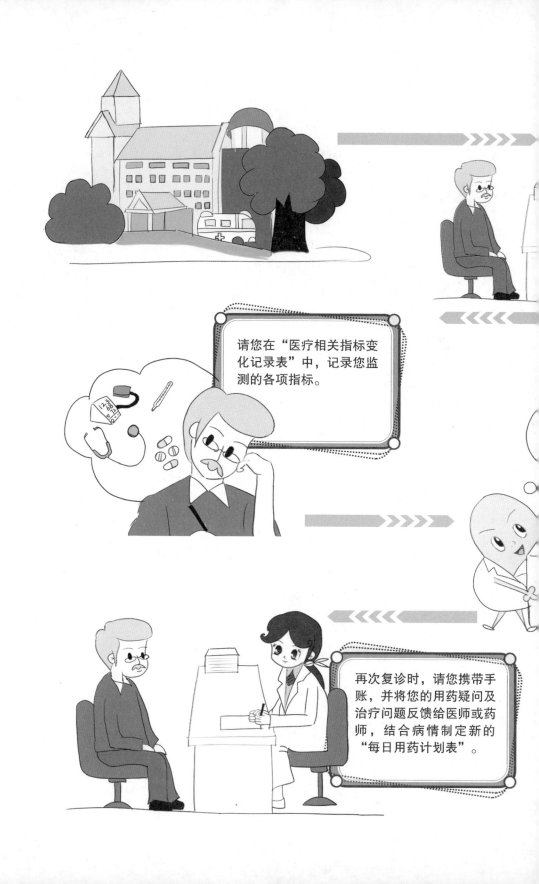

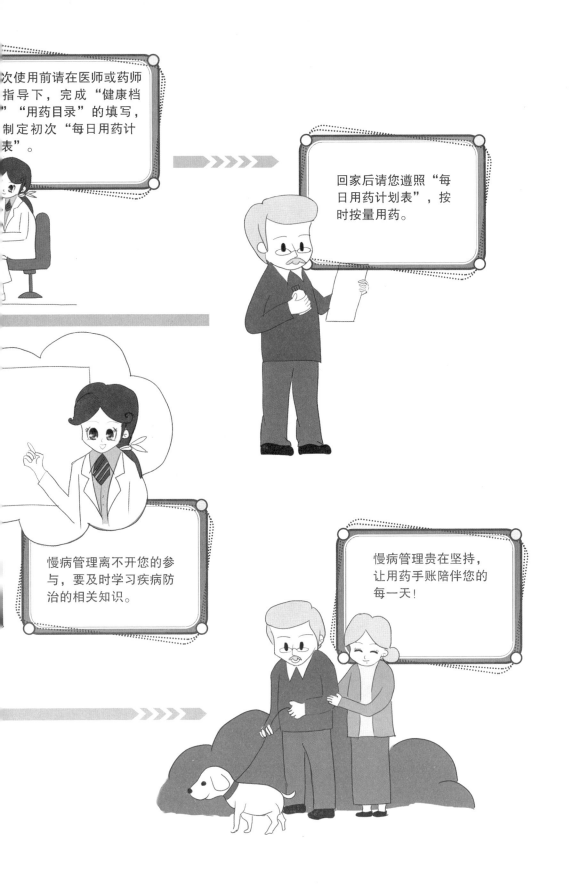

健康档案

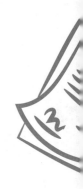

患者基本信息

姓名：_____ 性别：_____ 出生日期：_____

药物过敏史：□无 □有 民族：_____

血型：□ A □ B □ AB □ O / Rh：□阳性 □阴性

病历号：_____ 医疗付费方式：_____ 医疗保险号：_____

家庭住址：_____

固定电话：_____

移动电话：_____

紧急联系人姓名：_____ 电话：_____

重点病情记录：（您如果有会影响诊疗的宗教信仰、曾做过重大手术或正在服用华法林等特殊的药物，请一定记录下来哦！）

首次就诊记录

接诊医师 / 药师：

医院名称		就诊日期		住院号 / 登记号	
姓名		性别		年龄	
身高 /cm		体重 /kg		BMI*/ （kg/m^2）	
血压 /mmHg		心率 / （次 /min）		24h 尿量 / ml	
实验室指标 #	□血红蛋白____g/L □血肌酐____µmol/L □eGFR____ml/min □白蛋白____g/L □24h 尿蛋白定量____g（无尿 / 已透析患者可不查）				
临床诊断					
透析状态	□非透析 □血液透析 □腹膜透析				
既往病史	□高血压 □糖尿病 □慢性肾小球肾炎 □肾移植 □其他_____				
特殊药物 服用史	□中药 □镇痛药 □造影剂 □抗肿瘤药物 □其他 具体药物：_____				
家族病史	□无 □有				
药物 / 食物 过敏史	□无 □有（程度：□轻 □严重） 具体药物 / 食物：_____				

注：* BMI 指体重指数，是评价患者营养状况的重要指标，BMI= 体重（kg）/ 身高 ^{2}（m^2）。eGFR 指估计肾小球滤过率，用于评估患者的肾功能。

所有指标请填写最近一次检查结果，并将所有检查化验单请统一贴在本书最后"贴化验单处"，便于医师或药师查询。

再次就诊记录

接诊医师 / 药师：

医院名称		就诊日期		住院号 / 登记号	
姓名		性别		年龄	
身高 /cm		体重 /kg		BMI* （kg/m^2）	
血压 /mmHg		心率 / （次 /min）		24h 尿量 / ml	
此次就诊 原因	□定期复查　□疾病进展（表现） □其他原因				
实验室指标 #	□血红蛋白____g/L　　　　□血肌酐____μmol/L □eGFR____ml/min　　　□白蛋白____g/L □24h 尿蛋白定量____g（无尿 / 已透析患者可不查）				
其他异常 指标 #					
临床诊断					
透析状态	□非透析　□血液透析　□腹膜透析				
既往病史	□高血压　□糖尿病　□慢性肾小球肾炎 □肾移植　□其他_____				
药物 / 食物 过敏史	□无　□有（程度：□轻　□严重） 具体药物 / 食物：_____				
疾病控制 情况评价	□依从性好，严格按照医嘱用药，疾病控制较好 □由于药物不良反应，未能坚持按照医嘱继续用药 □其他原因致未能坚持继续用药（具体原因：_____ ） □其他原因导致疾病进展（具体原因：_____ ）				

注：* BMI 指体重指数，是评价患者营养状况的重要指标，BMI= 体重（kg）/ 身高 ^{2}（m^2）。eGFR 指估计肾小球滤过率，用于评估患者的肾功能。

 # 所有指标请填写最近一次检查结果，并将所有检查化验单请统一贴在本书最后"贴化验单处"，便于医师 / 药师查询。

再次就诊记录

接诊医师 / 药师：

医院名称		就诊日期		住院号 / 登记号	
姓名		性别		年龄	
身高 /cm		体重 /kg		BMI* （kg/m^2）	
血压 /mmHg		心率 / （次 /min）		24h 尿量 / ml	
此次就诊 原因	□定期复查　□疾病进展（表现） □其他原因				
实验室指标 #	□血红蛋白____g/L　　　　□血肌酐____μmol/L □eGFR____ml/min　　　　□白蛋白____g/L □24h 尿蛋白定量____g（无尿 / 已透析患者可不查）				
其他异常 指标 #					
临床诊断					
透析状态	□非透析　□血液透析　□腹膜透析				
既往病史	□高血压　□糖尿病　□慢性肾小球肾炎 □肾移植　□其他_____				
药物 / 食物 过敏史	□无　□有（程度:□轻　□严重） 具体药物 / 食物:_____				
疾病控制 情况评价	□依从性好,严格按照医嘱用药,疾病控制较好 □由于药物不良反应,未能坚持按照医嘱继续用药 □其他原因致未能坚持继续用药（具体原因:_____） □其他原因导致疾病进展（具体原因:_____）				

注:* BMI 指体重指数,是评价患者营养状况的重要指标,BMI= 体重（kg）/ 身高^2（m^2）。eGFR 指估计肾小球滤过率,用于评估患者的肾功能。

所有指标请填写最近一次检查结果,并将所有检查化验单请统一贴在本书最后"贴化验单处",便于医师 / 药师查询。

就诊备忘录

就诊日期	本次就诊时医师／药师交代的注意事项	下次复诊时我准备咨询医生的用药问题	建议下次就诊时间
例： 2020/1/20	特拉唑嗪用药后注意起立不宜过猛，避免体位性低血压导致跌倒	1. 目前血脂控制好，是否可停服降脂药？ 2. 3.	2020/2/3

就诊备忘录

就诊日期	本次就诊时医师／药师交代的注意事项	下次复诊时我准备咨询医生的用药问题	建议下次就诊时间
例: 2020/1/20	特拉唑嗪用药后注意起立不宜过猛,避免体位性低血压导致跌倒	1. 目前血脂控制好,是否可停服降脂药? 2. 3.	2020/2/3

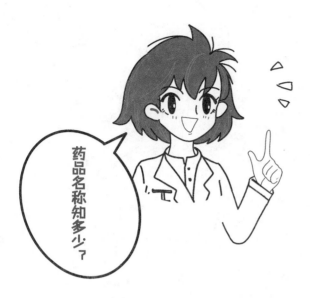

药品名称知多少？

用药目录

起始日期	结束日期

填写示例：

起始日期	结束日期
2020.1.1	2020.3.3

药品,属于物质范畴,和人一样均有名称。在我国,药品名称有多种,常见如下。

- 通用名:是国家药典委员会按照一定原则制定的药品名称,是药品的法定名称,其特点是通用性。每种药品只能有一个通用名,如填写示例中的"骨化三醇"。在药品包装上,通用名常显著标示,单字面积大于商品名的2倍,字体颜色使用黑色或白色。
- 商品名:指一家企业生产的区别于其他企业同一产品、经过注册的法定标志名称,其特点是专有性。商品名体现了药品生产企业的形象及其对商品名称的专属权,使用商品名须经国家主管部门批准,如填写示例中的"罗盖全"。药品包装上的商品名一般与通用名分行书写,其单字面积小于通用名的1/2。

我国药品一药多名现象严重,同一通用名的药品常有多个商品名,在用药安全上存在隐患。服用多种药品前,请务必看清药品的通用名是否相同,以避免重复用药、过量用药甚至引发中毒。

品通用名及剂型	药品商品名	药品规格	生产厂家	用药原因

药品通用名	药品商品名	药品规格	生产厂家	用药原因
骨化三醇胶丸	罗盖全	0.25μg	罗氏	继发性甲状旁腺功能亢进症

注:当您不清楚如何填写时,请咨询医师或药师协助填写。

用药目录

起始日期	结束日期	药品通用名及剂型	药品商品名	药品规格

填写示例：

起始日期	结束日期	药品通用名	药品商品名	药品规格
2020.1.1	2020.3.30	骨化三醇胶丸	罗盖全	0.25μg

注:当您不清楚如何填写时,请咨询医师或药师协助填写。

产厂家	用药原因

产厂家	用药原因
罗氏	继发性甲状旁腺功能亢进症

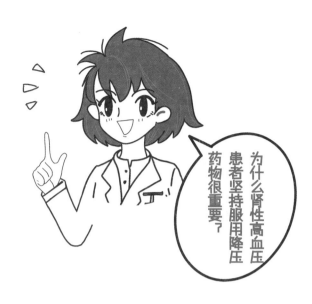

为什么肾性高血压患者坚持服用降压药物很重要?

血压是维持我们身体器官供血的保障,然而过高的血压却对人体有百害而无一利。慢性肾脏病患者因肾脏排泄能力减弱以及肾素等内分泌激素调节失灵,多数合并高血压,而高血压又是肾功能恶化的"催化剂",所以慢性肾脏病患者控制血压非常重要。一般要求长期平稳地控制在 130/80mmHg 以下,老年患者可放宽到 150/90mmHg 以下。

高血压除了会加重肾脏病,长期血压增高还会导致管道磨损严重,发生冠心病、脑梗死等。特别是像"过山车"一样忽高忽低的血压,对于常年经受高压考验下已逐渐硬化的血管来说,更是沉重的打击,非常容易导致管道爆裂,出现脑出血等致死性危险事件。

因此,只有您规律地服用降压药,保证血压长期平稳的控制,这样才能使您获得最大的益处。

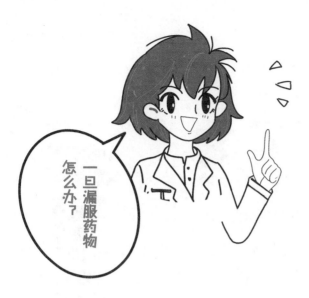

一旦漏服药物怎么办？

- 如果您漏服了一次，请不要在下次服药时加倍！
- 补救措施：

（1）如果发现时间少于两次给药间隔的1/2，则立刻按原剂量服药。

（2）如果多于两次给药间隔的1/2，则不需补服，但要确保下次按时服药。

例如：您应每天早晨6点左右服用药物，当您在上午11点发现漏服药物，此时距离您上次应该服用时间的差值为5小时，该药给药间隔为24小时，因此您应该立即服药。如果您发现漏服药的时间是19点，此时距离您上次应该服用时间差值为13小时，因此您不必补服，应在明天早晨6点再服药。

所有药物漏服情况，请您如实记录在手账后面的"服药笔记"中，方便药师和医师一起帮您想办法，避免此类事件再次发生。

用药目录

起始日期	结束日期

填写示例：

起始日期	结束日期
2020.1.1	2020.3.

品通用名及剂型	药品商品名	药品规格	生产厂家	用药原因

药品通用名	药品商品名	药品规格	生产厂家	用药原因
骨化三醇胶丸	罗盖全	0.25μg	罗氏	继发性甲状旁腺功能亢进症

注:当您不清楚如何填写时,请咨询医师或药师协助填写。

用药目录

起始日期	结束日期	药品通用名及剂型	药品商品名	药品规格

填写示例：

起始日期	结束日期	药品通用名	药品商品名	药品规格
2020.1.1	2020.3.30	骨化三醇胶丸	罗盖全	0.25μg

注:当您不清楚如何填写时,请咨询医师或药师协助填写。

产厂家	用药原因

产厂家	用药原因
罗氏	继发性甲状旁腺功能亢进症

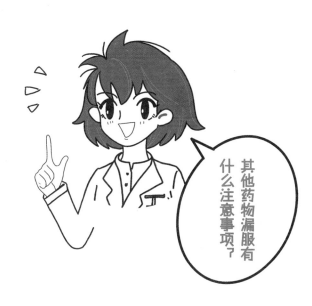

其他药物漏服有什么注意事项？

（1）降糖药：降糖药对于糖尿病患者来说必不可少，但过量服用若导致低血糖则可能是致命的。漏服了降糖药，一般解决原则是监测随机血糖，如果血糖<13.9mmol/L，不必补服，可适当增加运动量；如果血糖≥13.9mmol/L，可补服原来用药剂量的一半（具体情况需咨询医师或药师），如果距离下次进餐只有半小时，无须补服。

（2）抗菌药物：如头孢菌素、青霉素类均为时间依赖抗菌药物，如果发现漏服应立即补服，同时适当延长下次服药时间。

（3）其他慢性肾脏病常用对症治疗药物：如碳酸钙片、铁剂、药用炭或尿毒清颗粒等药，请遵照药物漏服的一般原则执行。

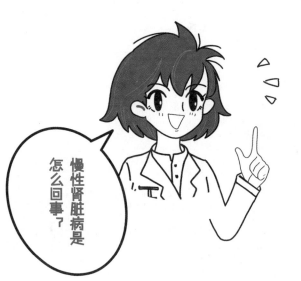

慢性肾脏病是怎么回事？

肾脏是人体内的主要排泄器官,位于脊柱两侧,形态像蚕豆,大小和拳头差不多。每个人都有两个肾脏,每个肾脏包含着 100 多万个肾单位(肾小球和肾小管),它们团结合作,担负着排泄体内多余的水分和代谢废物,维持血压、电解质及内环境稳定等任务。

一般来说,肾脏的抗压能力很强,但如果长期处于高血压、高血糖等过重的工作负担之下,肾脏细胞就会"过劳死",坏死的肾脏细胞无法复生,其他细胞则需担负更重的工作压力,恶性循环,最终导致整个肾脏失去功能,体内毒素蓄积,血肌酐越来越高,这就是我们常说的慢性肾脏病。

药品通用名及剂型	晨起 6:00①	餐前 7:00
例:药用炭片		

每日用药计划表　　　　　＿＿月＿＿日 ~ ＿＿月＿＿日

中午					晚上				睡前	特殊使用方法备注②
餐后2h	餐前	餐中	餐后1h	餐后2h	餐前	餐中	餐后1h	餐后2h		
9:50	11:30	12:00	13:30	14:30	17:00	17:30	18:50	19:50	21:00	
4片				4片				4片		与其他药物间隔开

注：请在每一个用药时间记录用药剂量；若该时间不需服药，保持空白即可。①此处用药时间仅为举例，建议患者于下一行空白处标明符合生活习惯的服药时间。②标注特殊用法，例如可填写"隔日1次"或"每周3次"等特殊用法。

每日用药计划表

药品通用名及剂型	晨起	早晨				中午				
		餐前	餐中	餐后 1h	餐后 2h	餐前	餐中	餐后 1h	餐后 2h	餐前
	6:00①	7:00	7:30	8:50	9:50	11:30	12:00	13:30	14:30	17:00
例:药用炭片				4片					4片	

注:请在每一个用药时间记录用药剂量;若该时间不需服药,保持空白即可。①此处用药时间仅为举例,建议患者于下一行空白处标明符合生活习惯的服药时间。②标注特殊用法,例如可填写"隔日1次"或"每周3次"等特殊用法。

	餐后 2h	睡前	特殊使用 方法备注②
	19:50	21:00	
	4 片		与其他药物 间隔开

____月____日~____月____日

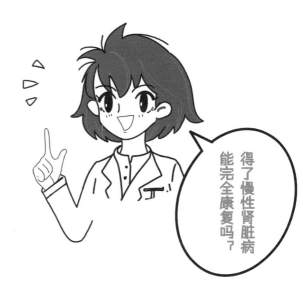

聊聊慢性肾脏病

得了慢性肾脏病能完全康复吗?

　　慢性肾脏病是一种不可逆的疾病,目前医学还没有办法让坏死的肾脏细胞重新活过来,因此我们要做的是保护剩下的肾脏细胞,也就是延缓慢性肾脏病进展,并不能完全治愈慢性肾脏病。

　　我们可以做些什么才能延缓肾功能恶化呢?

　　肾功能逐渐恶化的主要原因之一是肾脏细胞太累了,因此,我们要做的是减轻肾脏的工作压力,让剩余的肾脏细胞能够得到休息从而存活下来。我们可以采取的措施包括积极治疗损害肾脏的原发病、控制血压血糖,避免肾毒性药物的使用,坚持优质、适量蛋白饮食(非透析阶段),进行容量管理(避免体内水潴留)等。

21

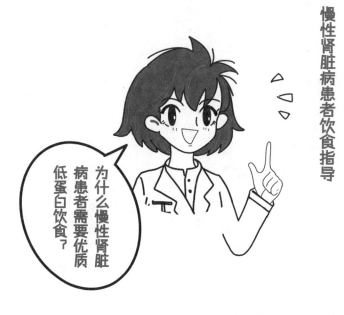

为什么慢性肾脏病患者需要优质低蛋白饮食？

优质蛋白的氨基酸组成因与人体所需的氨基酸需求最为接近，产生的代谢废物少，能够减轻肾脏负担，因此推荐慢性肾脏病患者采用优质蛋白饮食。

哪些是优质蛋白？哪些是非优质蛋白？

日常食物中大多含有蛋白质，其中动物来源蛋白质（牛奶、鸡蛋、瘦肉等）和大豆蛋白，因含必需氨基酸种类齐全、比例适当，属优质蛋白；而米、面、水果、蔬菜中的植物蛋白，则为非优质蛋白。

常见食物中蛋白质含量表（g/100g 食物）

食物名称	小麦粉	米饭（蒸）	馒头	面条	鸡蛋（红皮）	牛乳	花生（生）
蛋白质含量	11	3	6.1	7.4	13	3	27

食物名称	瘦猪肉	鲫鱼	马铃薯	芹菜	苹果	番茄	
蛋白质含量	21	17	1.9	0.6	0.3	1	

药品通用名及剂型	晨起 6:00①	餐前 7:00
例:药用炭片		

每日用药计划表

___月___日 ~ ___月___日

中午					晚上				睡前	特殊使用方法备注②
餐后2h	餐前	餐中	餐后1h	餐后2h	餐前	餐中	餐后1h	餐后2h		
9:50	11:30	12:00	13:30	14:30	17:00	17:30	18:50	19:50	21:00	
4片				4片				4片		与其他药物间隔开

注:请在每一个用药时间记录用药剂量;若该时间不需服药,保持空白即可。①此处用药时间仅为举例,建议患者于下一行空白处标明符合生活习惯的服药时间。②标注特殊用法,例如可填写"隔日1次"或"每周3次"等特殊用法。

每日用药计划表

药品通用名及剂型	晨起	早晨				中午					
		餐前	餐中	餐后1h	餐后2h	餐前	餐中	餐后1h	餐后2h	餐前	
	6:00①	7:00	7:30	8:50	9:50	11:30	12:00	13:30	14:30	17:00	1
例:药用炭片				4片					4片		

注:请在每一个用药时间记录用药剂量;若该时间不需服药,保持空白即可。①此处用药时间仅为举例,建议患者于下一行空白处标明符合生活习惯的服药时间。②标注特殊用法,例如可填写"隔日1次"或"每周3次"等特殊用法。

	餐后 2h	睡前	特殊使用方法备注②
	19:50	21:00	
	4 片		与其他药物间隔开

___月___日~___月___日

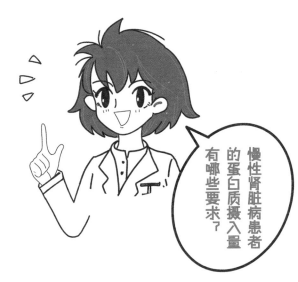

慢性肾脏病患者的蛋白质摄入量有哪些要求？

为减少含氮代谢废物的产生，延缓肾功能恶化程度，非透析的慢性肾脏病患者推荐采用优质低蛋白饮食（每天每千克体重不超过 0.8g 蛋白质）。

对于规律透析的患者（包括腹膜透析和血液透析），由于透析过程中营养物质丢失严重，为了预防营养不良，应适当增加蛋白质摄入，采用优质蛋白饮食（每天每千克体重摄入不少于 1.0g 蛋白质），同时要求优质蛋白质至少应占 50%。

慢性肾脏病膳食方案举例：

姓名	体重 /kg	透析状态	蛋白质推荐标准 /(kg/d)	蛋白质摄入量 /g	每日膳食中蛋白质含量计算方法
王 **	70	非透析	0.8	0.8×70 =56	牛奶 250ml(10g)、鸡蛋 100g(13g)、瘦肉 100g(21g)、米饭 200g(6g)、馒头 100g(6.1g)：共计约 56g[#]

注：[#] 此为每日三餐总膳食量，其中蛋白质至少 50% 应为优质蛋白。

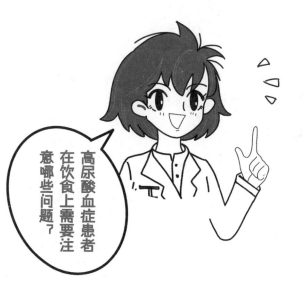

高尿酸血症患者在饮食上需要注意哪些问题？

　　人体内的尿酸是不断生成和排泄的，当肾脏排泄能力减弱时，就会出现血尿酸升高的现象。因此，高尿酸血症是慢性肾脏病患者常见并发症之一。对于此类患者建议采用低嘌呤饮食，同时严格限酒。

　　低嘌呤食物包括精白米、玉米、精白面包、馒头、面条、通心粉、苏打饼干、各类蔬菜、各种蛋类、牛奶和各种水果等。

　　限量选用的食物包括肉类、禽类、干豆类、鱼类、贝壳类、菠菜、芦笋、蘑菇等。

　　禁用的食物包括动物内脏、肉汤、鱼子、虾米、螃蟹、骨髓、淡菜、鹅肉、酵母等。

药品通用名及剂型	晨起 6:00①	餐前 7:00
例:药用炭片		

每日用药计划表

中午					晚上				睡前	特殊使用方法备注②
餐后2h	餐前	餐中	餐后1h	餐后2h	餐前	餐中	餐后1h	餐后2h		
9:50	11:30	12:00	13:30	14:30	17:00	17:30	18:50	19:50	21:00	
4片			4片				4片			与其他药物间隔开

注:请在每一个用药时间记录用药剂量;若该时间不需服药,保持空白即可。①此处用药时间仅为举例,建议患者于下一行空白处标明符合生活习惯的服药时间。②标注特殊用法,例如可填写"隔日1次"或"每周3次"等特殊用法。

每日用药计划表

药品通用名及剂型	晨起	早晨				中午				
		餐前	餐中	餐后1h	餐后2h	餐前	餐中	餐后1h	餐后2h	餐前
	6:00①	7:00	7:30	8:50	9:50	11:30	12:00	13:30	14:30	17:00
例:药用炭片				4片					4片	

注:请在每一个用药时间记录用药剂量;若该时间不需服药,保持空白即可。①此处用药时间仅为举例,建议患者于下一行空白处标明符合生活习惯的服药时间。②标注特殊用法,例如可填写"隔日 1 次"或"每周 3 次"等特殊用法。

餐后2h	睡前	特殊使用方法备注②
19:50	21:00	
4 片		与其他药物间隔开

慢性肾脏病患者饮食指导

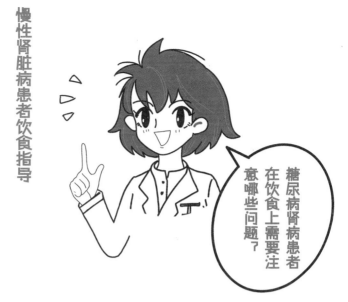

糖尿病肾病患者在饮食上需要注意哪些问题？

糖尿病肾病是慢性肾脏病最常见的病因之一，加强饮食管理并控制血糖是延缓糖尿病肾病进展的重要手段。

糖尿病肾病患者的饮食原则包括：①定时定量，每餐按计划分量进食，不可随意增减；②减少主食的分量，建议选用富含膳食纤维的粗杂粮，例如燕麦、荞麦、玉米等，更有助于控制血糖；③减少高脂食物摄入，包括肥肉、鸡皮、猪脚、排骨、内脏、海产（鱿鱼、蟹黄）、各种蛋黄等；④烹调上宜少用油炸、煎等用油多的方式，尽可能采用清炖、蒸、焖、烩等方法，以减少用油量。

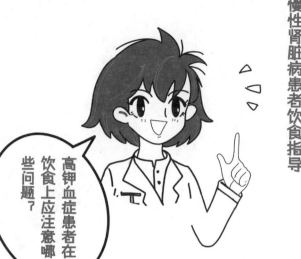

高钾血症患者在饮食上应注意哪些问题？

尿毒症患者因肾脏排泄能力减弱,常合并代谢性酸中毒和高钾血症,严重的高钾血症可导致心脏骤停,因此慢性肾脏病患者应限制高钾饮食的摄入,慎用可升高血钾的药物,例如螺内酯、甘草制剂等,必要时需在医师的严格监测下使用。

含钾较高的食物包括红枣、香蕉、哈密瓜、干果、胡萝卜(生)、无花果、葡萄干、猕猴桃、芒果、土豆、西蓝花、卷心菜、沙丁鱼、紫菜、橙汁、运动饮料、花生酱、番茄酱、全麦面包、乳制品等。

含钾较低的食物包括苹果、蓝莓、梨、菠萝、葡萄、西瓜、草莓、芦笋、腰果、胡萝卜(熟)、鸡蛋、芹菜、花生、玉米、洋葱、西葫芦、青椒、核桃、茄子、秋葵、生菜等。

更详细的饮食指导可阅读《中华人民共和国卫生行业标准 - 慢性肾脏病患者膳食指导》

药品通用名及剂型	晨起 6:00①	餐前 7:00
例:药用炭片		

每日用药计划表　　　　　___月___日~ ___月___日

	中午				晚上					特殊使用 方法备注②
餐后 2h	餐前	餐中	餐后 1h	餐后 2h	餐前	餐中	餐后 1h	餐后 2h	睡前	
9:50	11:30	12:00	13:30	14:30	17:00	17:30	18:50	19:50	21:00	
4 片				4 片				4 片		与其他药物间 隔开

注:请在每一个用药时间记录用药剂量;若该时间不需服药,保持空白即可。①此处用药时间仅为举例,建议患者于下一行空白处标明符合生活习惯的服药时间。②标注特殊用法,例如可填写"隔日 1 次"或"每周 3 次"等特殊用法。

每日用药计划表

药品通用名及剂型	晨起	早晨				中午				
		餐前	餐中	餐后1h	餐后2h	餐前	餐中	餐后1h	餐后2h	餐前
	6:00①	7:00	7:30	8:50	9:50	11:30	12:00	13:30	14:30	17:00
例:药用炭片					4片				4片	

注:请在每一个用药时间记录用药剂量;若该时间不需服药,保持空白即可。①此处用药时间仅为举例,建议患者于下一行空白处标明符合生活习惯的服药时间。②标注特殊用法,例如可填写"隔日1次"或"每周3次"等特殊用法。

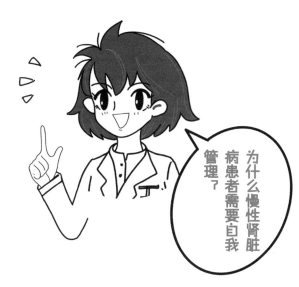

为什么慢性肾脏病患者需要自我管理？

___月___日~___月___日		
餐后2h	睡前	特殊使用方法备注②
19:50	21:00	
4片		与其他药物间隔开

由于肾脏损伤的不可逆性,慢性肾脏病患者需做好与病魔打"终身持久战"的准备。因此,只有患者建立起与疾病长期抗争的决心,掌握所需的疾病管理知识,做好日常自我管理,才能够延缓疾病进展,收获最佳的身体状态。

需要进行容量管理的患者:对慢性肾脏病患者来说,如果出现尿量少、下肢水肿、腹水、夜间憋喘等临床表现,那么说明患者已经存在水潴留的问题。如果不加以控制,将导致患者心脏由于水负荷过重而出现心力衰竭,还会导致容量性高血压、脑出血等一系列严重问题。如果患者已经进入了慢性肾脏病5期或者已经开始血液透析/腹膜透析,即使其不曾出现上述问题,也应尽早开始容量管理,以避免上述问题的发生。

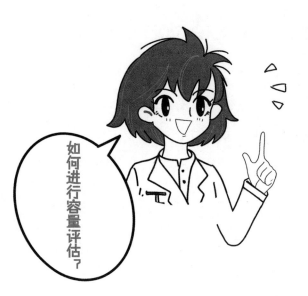

慢性肾脏病患者自我管理

如何进行容量评估？

药品通用名及剂型	晨起 6:00①	餐前 7:00
例:药用炭片		

　　容量评估的目的是计算每日水负荷量和患者体重变化,以评估患者体内水潴留的情况。推荐规律血液透析的患者,在透析间期内体重增加不应超过体重的 5% 干体重。腹膜透析的患者因每日持续透析,体重不应明显变化。

　　当体内液体过多时还可出现血压升高、眼肿、脚肿、呼吸困难等。如患者短期内体重增加,且伴有血压明显升高,则应尽快去医院就诊咨询医师。

每日用药计划表　　　　　　___月___日~___月___日

中午					晚上				睡前	特殊使用方法备注②
餐后2h	餐前	餐中	餐后1h	餐后2h	餐前	餐中	餐后1h	餐后2h		
9:50	11:30	12:00	13:30	14:30	17:00	17:30	18:50	19:50	21:00	
4片				4片				4片		与其他药物间隔开

注:请在每一个用药时间记录用药剂量;若该时间不需服药,保持空白即可。①此处用药时间仅为举例,建议患者于下一行空白处标明符合生活习惯的服药时间。②标注特殊用法,例如可填写"隔日1次"或"每周3次"等特殊用法。

每日用药计划表

药品通用名及剂型	晨起	早晨				中午				餐前
		餐前	餐中	餐后 1h	餐后 2h	餐前	餐中	餐后 1h	餐后 2h	
	6:00①	7:00	7:30	8:50	9:50	11:30	12:00	13:30	14:30	17:00
例:药用炭片				4片					4片	

注:请在每一个用药时间记录用药剂量;若该时间不需服药,保持空白即可。①此处用药时间仅为举例,建议患者于下一行空白处标明符合生活习惯的服药时间。②标注特殊用法,例如可填写"隔日1次"或"每周3次"等特殊用法。

___月___日~___月___日		
餐后2h	睡前	特殊使用方法备注②
19:50	21:00	
4片		与其他药物间隔开

慢性肾脏病患者自我管理

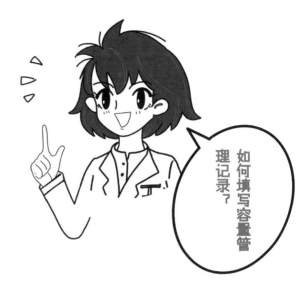

如何填写容量管理记录？

容量管理记录包括当日饮水量、尿量、超滤量和体重变化等内容。为了拥有更好的生活质量，请每日坚持并保证记录内容准确。下面介绍一下"容量管理记录"表格填写的方法。

（1）饮水量：应为当日24小时内饮用液体总毫升数，包括每日饮水、喝茶、稀饭、水果等的总量。

（2）尿量：应为当日24小时内排出尿液的总毫升数（若腹泻应加上估算大便量，并标记说明）。

（3）晨起体重：建议为每日早晨空腹、排空大小便、穿重量相似的衣服测量的千克数。

（4）净超滤量：腹透患者应填写24h超滤量；血透患者应填写透析日上机超滤量。

（5）透析前体重：血液透析日应填写上机前体重；腹透患者无须填写。

（6）干体重：指透析后体内多余水分被基本清除时的体重，是血液透析中评价透析充分性的重要指标，一般由透析医师设定。腹透患者无须填写。

（7）水负荷 = 饮水量 − 尿量 − 净超滤量。

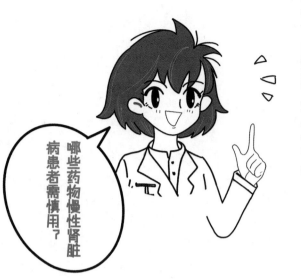

哪些药物慢性肾脏病患者需慎用？

药品通用名及剂型	晨起	餐前
	6:00①	7:00
例:药用炭片		

- 重度肾功能不全(非透析)者禁用的药物：二甲双胍、瑞舒伐他汀、非诺贝特、苯溴马隆、秋水仙碱、别嘌醇、拉米夫定、利伐沙班、对乙酰氨基酚、布洛芬、吲哚美辛。
- 易诱导或加重肾脏损伤的药物需慎用，同时避免联合使用：庆大霉素、阿米卡星、克林霉素、呋塞米、两性霉素、华法林、环孢素、环磷酰胺、甘露醇、顺铂等抗肿瘤药物。

每日用药计划表

中午					晚上				睡前	特殊使用方法备注②
餐后2h	餐前	餐中	餐后1h	餐后2h	餐前	餐中	餐后1h	餐后2h	睡前	
9:50	11:30	12:00	13:30	14:30	17:00	17:30	18:50	19:50	21:00	
4片				4片				4片		与其他药物间隔开

注:请在每一个用药时间记录用药剂量;若该时间不需服药,保持空白即可。①此处用药时间仅为举例,建议患者于下一行空白处标明符合生活习惯的服药时间。②标注特殊用法,例如可填写"隔日1次"或"每周3次"等特殊用法。

每日用药计划表

药品通用名及剂型	晨起	早　晨				中午				餐前
		餐前	餐中	餐后1h	餐后2h	餐前	餐中	餐后1h	餐后2h	
	6:00①	7:00	7:30	8:50	9:50	11:30	12:00	13:30	14:30	17:00
例:药用炭片					4片				4片	

注:请在每一个用药时间记录用药剂量;若该时间不需服药,保持空白即可。①此处用药时间仅为举例,建议患者于下一行空白处标明符合生活习惯的服药时间。②标注特殊用法,例如可填写"隔日1次"或"每周3次"等特殊用法。

	月 日~ 月 日		
	餐后 2h	睡前	特殊使用方法备注②
	19:50	21:00	
	4 片		与其他药物间隔开

慢性肾脏病服药有「讲究」

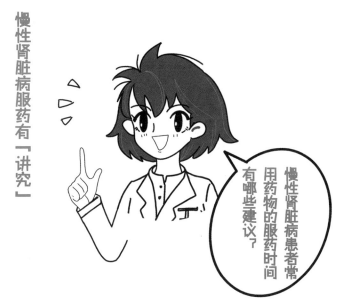

慢性肾脏病患者常用药物的服药时间有哪些建议？

药物类别	服药时间建议
肠道排毒药	药用炭：因吸附作用，建议与其他药物间隔至少 1 小时服药 含大黄的中成药，如尿毒清颗粒，建议饭后服药，与其他药物间隔开服用
降压药	为避免晨峰高血压，建议服药时间为睡醒后起床前即刻服药
补钙降磷药	碳酸钙 D_3 片：空腹或睡前服药（补钙治疗）、建议餐中服药（降磷治疗） 骨化三醇胶丸：治疗继发性甲状旁腺功能亢进症，建议睡前服药，减少食物中磷的摄入，促进钙吸收时可与钙同服
贫血	铁剂：睡前服药，避免与茶等含鞣酸的饮料同服
代谢性酸中毒	碳酸氢钠片：饭后服药，建议与其他药物间隔开，如服药品种较多时，可与药用炭一同服药
营养治疗	复方 α 酮酸片：建议餐中服，同时每片含 50mg 元素钙，应注意避免高钙血症

什么是腹膜透析?

　　腹膜透析是一种通过管道将特殊液体输入腹腔内的操作,以人体腹膜作为半透膜,血液中的代谢废物与过多的盐和水渗透到腹透液中,然后将腹透液引流到体外。腹膜透析是一种经济、方便、居家进行的透析方式。目前常用的腹膜透析方式是持续非卧床腹膜透析(continuous ambulatory peritoneal dialysis,CAPD)。

腹膜透析日常操作步骤和注意事项有哪些?

- 操作步骤　①腹透地点:一间相对独立安静的房间,洁净干燥、光线充足、不允许宠物进出、定期对房间进行紫外线消毒。②加温腹透液:把腹透液加热到接近体温(37℃左右)。③清洁桌面:酒精喷洒,纸巾由内向外擦干。④备齐换液所需物品,即腹透液、口罩、碘液微型盖、管路夹子。⑤洗手:每次换液前一定要洗手,戴口罩,取下手表、戒指等物品,按照"七步洗手法"洗手后,用干净的纸巾擦干。⑥打开外袋,取出并检查药品有效期、浓度,挤压袋子检查是否漏液、有无漂浮物、出口塞是否折断、接口拉环有无脱落等。⑦换液:取出短管,如有医嘱则按需要添加药品到腹透液中,称重、连接、引流、冲洗、灌注、分离,称重透出液做好记录,并丢弃使用过的物品。
- 注意事项　①检查透出液:颜色应为淡黄色透明液体,如透出液浑浊不透明或怀疑有血,则高度怀疑腹膜炎,应保留并及时报告给医师或护士。②引流时间:引流时间超过半小时,提示腹透液引流不畅,如连续几次换液仍无改善,应告知医师。③透析液的处理:剪开引流袋,废液倒入厕所马桶,软袋扔进垃圾桶。④操作时间安排:为不影响患者正常生活,建议 4 次腹透换液时间分别为早上 8 点、下午 1 点、下午 6 点和晚上 11 点,也可根据自己时间进行调整至吃饭前后或睡觉前,但不可遗漏。

药品通用名及剂型	晨起 6:00①	餐前 7:00
例:药用炭片		

每日用药计划表

中午					晚上				睡前	特殊使用方法备注②
餐后2h	餐前	餐中	餐后1h	餐后2h	餐前	餐中	餐后1h	餐后2h		
9:50	11:30	12:00	13:30	14:30	17:00	17:30	18:50	19:50	21:00	
4片				4片				4片		与其他药物间隔开

注:请在每一个用药时间记录用药剂量;若该时间不需服药,保持空白即可。①此处用药时间仅为举例,建议患者于下一行空白处标明符合生活习惯的服药时间。②标注特殊用法,例如可填写"隔日1次"或"每周3次"等特殊用法。

____年____月   # 血压变化记录表

测量时间:收缩压 / 舒张压(心率)	1	2
早_7_时:155/105(80)	早___时:	早___时:
_____时:(若未测保持空白)	_____时:	_____时:
_16_时:150/100(76)	_____时:	_____时:
晚_21_时:140/90(70)	晚___时:	晚___时:
6	7	8
早___时:	早___时:	早___时:
_____时:	_____时:	_____时:
_____时:	_____时:	_____时:
晚___时:	晚___时:	晚___时:
12	13	14
早___时:	早___时:	早___时:
_____时:	_____时:	_____时:
_____时:	_____时:	_____时:
晚___时:	晚___时:	晚___时:
18	19	20
早___时:	早___时:	早___时:
_____时:	_____时:	_____时:
_____时:	_____时:	_____时:
晚___时:	晚___时:	晚___时:
24	25	26
早___时:	早___时:	早___时:
_____时:	_____时:	_____时:
_____时:	_____时:	_____时:
晚___时:	晚___时:	晚___时:
30	31	
早___时:	早___时:	
_____时:	_____时:	
_____时:	_____时:	
晚___时:	晚___时:	

注:❶收缩压、舒张压 /mmHg;心率 /(次 /min)。❷建议至少于测量日早、晚测量血压,早上最好在起床排尿后,且服降压药和早餐前,固定时间自测坐位血压。

	4	5
_时：	早___时：	早___时：
_时：	_____时：	_____时：
_时：	_____时：	_____时：
_时：	晚___时：	晚___时：
	10	11
_时：	早___时：	早___时：
_时：	_____时：	_____时：
_时：	_____时：	_____时：
_时：	晚___时：	晚___时：
	16	17
_时：	早___时：	早___时：
_时：	_____时：	_____时：
_时：	_____时：	_____时：
_时：	晚___时：	晚___时：
	22	23
_时：	早___时：	早___时：
_时：	_____时：	_____时：
_时：	_____时：	_____时：
_时：	晚___时：	晚___时：
	28	29
_时：	早___时：	早___时：
_时：	_____时：	_____时：
_时：	_____时：	_____时：
_时：	晚___时：	晚___时：

用药备注（请记录用药后的反应，有无不适，有无想要咨询医师或药师的问题等）

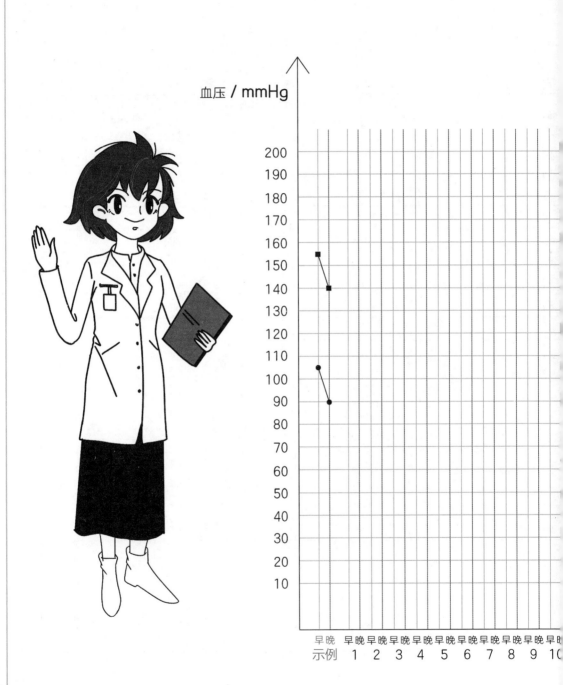

_____ 年 _____ 月　血压变化曲线图

──■── 高压（收缩压）/ mmHg
──●── 低压（舒张压）/ mmHg

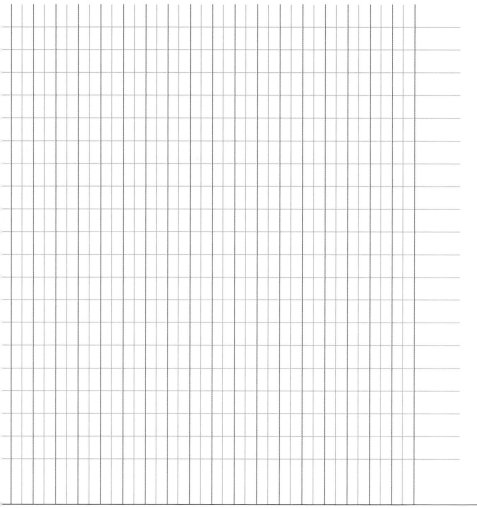

晚早晚早晚早晚早晚早晚早晚早晚早晚早晚早晚早晚早晚早晚早晚早晚早晚早晚早晚
3　14　15　16　17　18　19　20　21　22　23　24　25　26　27　28　29　30　31　　日期 / 日

____年____月　　　　　　　血压变化记录表

测量时间:收缩压/舒张压(心率)	1	2
早 _7_ 时:155/105(80)	早___时:	早___时:
_____时:(若未测保持空白)	_____时:	_____时:
_16_ 时:150/100(76)	_____时:	_____时:
晚 _21_ 时:140/90(70)	晚___时:	晚___时:
6	**7**	**8**
早___时:	早___时:	早___时:
_____时:	_____时:	_____时:
_____时:	_____时:	_____时:
晚___时:	晚___时:	晚___时:
12	**13**	**14**
早___时:	早___时:	早___时:
_____时:	_____时:	_____时:
_____时:	_____时:	_____时:
晚___时:	晚___时:	晚___时:
18	**19**	**20**
早___时:	早___时:	早___时:
_____时:	_____时:	_____时:
_____时:	_____时:	_____时:
晚___时:	晚___时:	晚___时:
24	**25**	**26**
早___时:	早___时:	早___时:
_____时:	_____时:	_____时:
_____时:	_____时:	_____时:
晚___时:	晚___时:	晚___时:
30	**31**	
早___时:	早___时:	
_____时:	_____时:	
_____时:	_____时:	
晚___时:	晚___时:	

注:❶收缩压、舒张压/mmHg;心率/(次/min)。❷建议至少于测量日早、晚测量血压,早上最好在起床排尿后,且服降压药和早餐前,固定时间自测坐位血压。

	4	5
_时:	早___时:	早___时:
_时:	___时:	___时:
_时:	___时:	___时:
_时:	晚___时:	晚___时:
	10	11
_时:	早___时:	早___时:
_时:	___时:	___时:
_时:	___时:	___时:
_时:	晚___时:	晚___时:
	16	17
_时:	早___时:	早___时:
_时:	___时:	___时:
_时:	___时:	___时:
_时:	晚___时:	晚___时:
	22	23
_时:	早___时:	早___时:
_时:	___时:	___时:
_时:	___时:	___时:
_时:	晚___时:	晚___时:
	28	29
_时:	早___时:	早___时:
_时:	___时:	___时:
_时:	___时:	___时:
_时:	晚___时:	晚___时:

用药备注(请记录用药后的反应,有无不适,
有无想要咨询医师或药师的问题等)

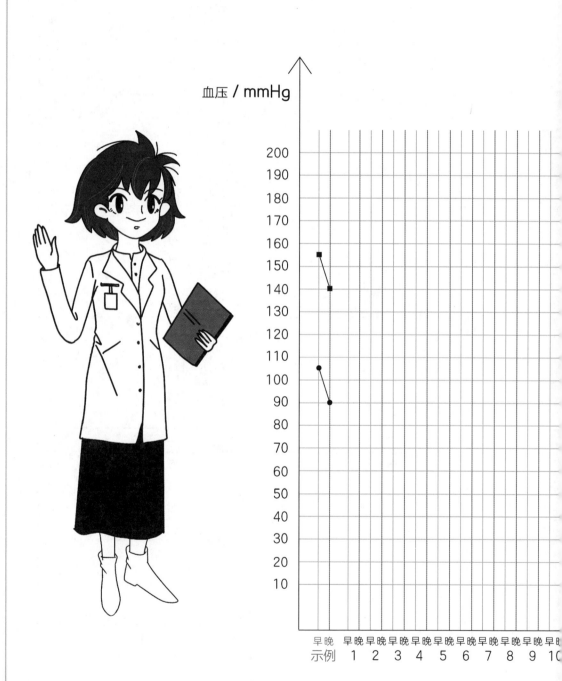

血压 / mmHg

200
190
180
170
160
150
140
130
120
110
100
90
80
70
60
50
40
30
20
10

早晚　早晚 早晚 早晚 早晚 早晚 早晚 早晚 早晚 早晚 早晚 早晚
示例　 1　2　3　4　5　6　7　8　9　10

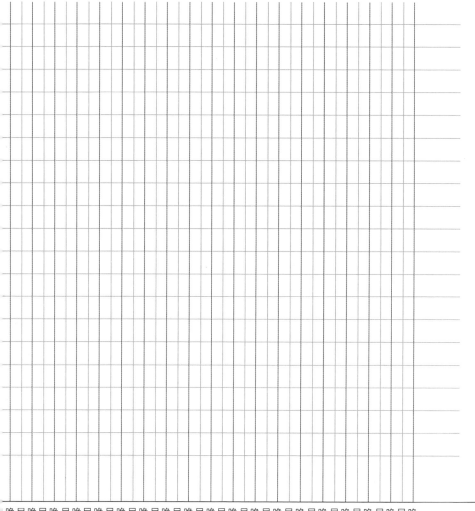

_____ 年 _____ 月　血压变化曲线图

——■—— 高压（收缩压）/ mmHg
——●—— 低压（舒张压）/ mmHg

晚早晚早晚早晚早晚早晚早晚早晚早晚早晚早晚早晚早晚早晚早晚早晚早晚早晚早晚
3　14　15　16　17　18　19　20　21　22　23　24　25　26　27　28　29　30　31　　日期 / 日

____年____月   # 血压变化记录表

测量时间:收缩压/舒张压(心率)	1	2
早_7_时:155/105(80)	早___时:	早___时:
_____时:(若未测保持空白)	_____时:	_____时:
_16_时:150/100(76)	_____时:	_____时:
晚_21_时:140/90(70)	晚___时:	晚___时:
6	7	8
早___时:	早___时:	早___时:
_____时:	_____时:	_____时:
_____时:	_____时:	_____时:
晚___时:	晚___时:	晚___时:
12	13	14
早___时:	早___时:	早___时:
_____时:	_____时:	_____时:
_____时:	_____时:	_____时:
晚___时:	晚___时:	晚___时:
18	19	20
早___时:	早___时:	早___时:
_____时:	_____时:	_____时:
_____时:	_____时:	_____时:
晚___时:	晚___时:	晚___时:
24	25	26
早___时:	早___时:	早___时:
_____时:	_____时:	_____时:
_____时:	_____时:	_____时:
晚___时:	晚___时:	晚___时:
30	31	
早___时:	早___时:	
_____时:	_____时:	
_____时:	_____时:	
晚___时:	晚___时:	

注:❶收缩压、舒张压/mmHg;心率/(次/min)。❷建议至少于测量日早、晚测量血压,早上最好在起床排尿后,且服降压药和早餐前,固定时间自测坐位血压。

	4	5
__时：	早__时：	早__时：
__时：	_____时：	_____时：
__时：	_____时：	_____时：
__时：	晚__时：	晚__时：
	10	**11**
__时：	早__时：	早__时：
__时：	_____时：	_____时：
__时：	_____时：	_____时：
__时：	晚__时：	晚__时：
	16	**17**
__时：	早__时：	早__时：
__时：	_____时：	_____时：
__时：	_____时：	_____时：
__时：	晚__时：	晚__时：
	22	**23**
__时：	早__时：	早__时：
__时：	_____时：	_____时：
__时：	_____时：	_____时：
__时：	晚__时：	晚__时：
	28	**29**
__时：	早__时：	早__时：
__时：	_____时：	_____时：
__时：	_____时：	_____时：
__时：	晚__时：	晚__时：

用药备注（请记录用药后的反应，有无不适，有无想要咨询医师或药师的问题等）

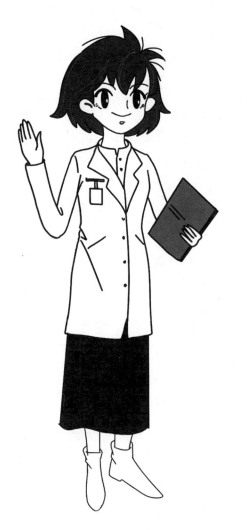

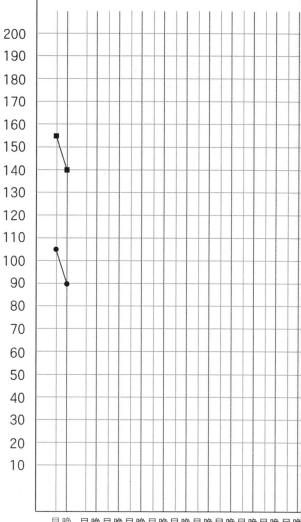

血压 / mmHg

200
190
180
170
160
150
140
130
120
110
100
90
80
70
60
50
40
30
20
10

早晚　早晚 早晚 早晚 早晚 早晚 早晚 早晚 早晚 早晚 早晚
示例　 1　 2　 3　 4　 5　 6　 7　 8　 9　 10

_____ 年 _____ 月　血压变化曲线图

──■── 高压（收缩压）/ mmHg
──●── 低压（舒张压）/ mmHg

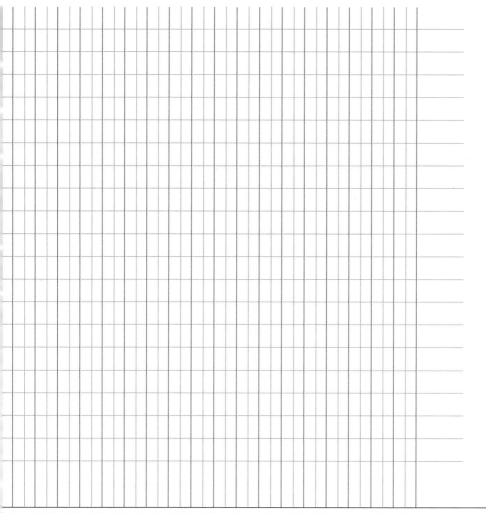

早晚 早晚 早晚 早晚 早晚 早晚 早晚 早晚 早晚 早晚 早晚 早晚 早晚 早晚 早晚 早晚 早晚 早晚 早晚
13 14 15 16 17 18 19 20 21 22 23 24 25 26 27 28 29 30 31　日期 / 日

___年___月　　　　　　血压变化记录表

测量时间:收缩压 / 舒张压 (心率)	1	2
早 7 时:155/105(80)	早___时:	早___时:
_____时:(若未测保持空白)	_____时:	_____时:
16 时:150/100(76)	_____时:	_____时:
晚 21 时:140/90(70)	晚___时:	晚___时:
6	**7**	**8**
早___时:	早___时:	早___时:
_____时:	_____时:	_____时:
_____时:	_____时:	_____时:
晚___时:	晚___时:	晚___时:
12	**13**	**14**
早___时:	早___时:	早___时:
_____时:	_____时:	_____时:
_____时:	_____时:	_____时:
晚___时:	晚___时:	晚___时:
18	**19**	**20**
早___时:	早___时:	早___时:
_____时:	_____时:	_____时:
_____时:	_____时:	_____时:
晚___时:	晚___时:	晚___时:
24	**25**	**26**
早___时:	早___时:	早___时:
_____时:	_____时:	_____时:
_____时:	_____时:	_____时:
晚___时:	晚___时:	晚___时:
30	**31**	
早___时:	早___时:	
_____时:	_____时:	
_____时:	_____时:	
晚___时:	晚___时:	

注:❶收缩压、舒张压 /mmHg;心率 /(次 /min)。❷建议至少于测量日早、晚测量血压,早上最好在起床排尿后,且服降压药和早餐前,固定时间自测坐位血压。

	4	5
___时：	早___时：	早___时：
___时：	_____时：	_____时：
___时：	_____时：	_____时：
___时：	晚___时：	晚___时：
	10	11
___时：	早___时：	早___时：
___时：	_____时：	_____时：
___时：	_____时：	_____时：
___时：	晚___时：	晚___时：
	16	17
___时：	早___时：	早___时：
___时：	_____时：	_____时：
___时：	_____时：	_____时：
___时：	晚___时：	晚___时：
	22	23
___时：	早___时：	早___时：
___时：	_____时：	_____时：
___时：	_____时：	_____时：
___时：	晚___时：	晚___时：
	28	29
___时：	早___时：	早___时：
___时：	_____时：	_____时：
___时：	_____时：	_____时：
___时：	晚___时：	晚___时：

用药备注（请记录用药后的反应，有无不适，
有无想要咨询医师或药师的问题等）

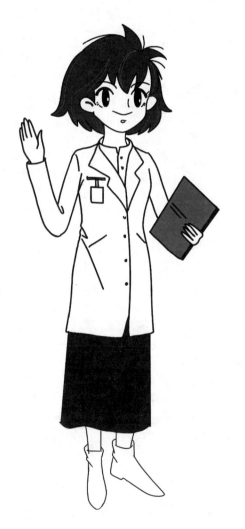

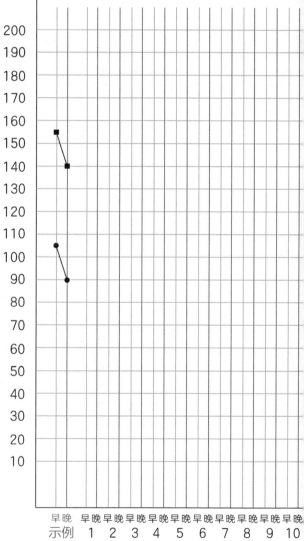

血压 / mmHg

200
190
180
170
160
150
140
130
120
110
100
90
80
70
60
50
40
30
20
10

早晚　早晚 早晚 早晚 早晚 早晚 早晚 早晚 早晚 早晚 早晚
示例　1　2　3　4　5　6　7　8　9　10

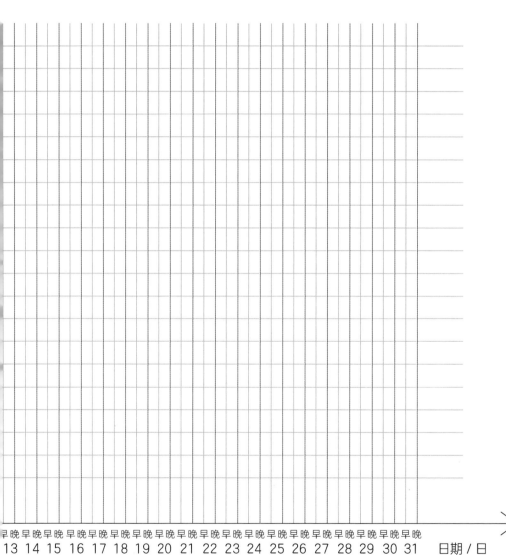

_____ 年 _____ 月　血压变化曲线图

——■—— 高压（收缩压）/ mmHg
——●—— 低压（舒张压）/ mmHg

早晚早晚早晚早晚早晚早晚早晚早晚早晚早晚早晚早晚早晚早晚早晚早晚早晚早晚早晚
13　14　15　16　17　18　19　20　21　22　23　24　25　26　27　28　29　30　31　　日期 / 日

血压变化记录表

测量时间:收缩压 / 舒张压(心率)	1	2
早_7_时:155/105(80)	早___时:	早___时:
_____时:(若未测保持空白)	_____时:	_____时:
__16_时:150/100(76)	_____时:	_____时:
晚_21_时:140/90(70)	晚___时:	晚___时:
6	**7**	**8**
早___时:	早___时:	早___时:
_____时:	_____时:	_____时:
_____时:	_____时:	_____时:
晚___时:	晚___时:	晚___时:
12	**13**	**14**
早___时:	早___时:	早___时:
_____时:	_____时:	_____时:
_____时:	_____时:	_____时:
晚___时:	晚___时:	晚___时:
18	**19**	**20**
早___时:	早___时:	早___时:
_____时:	_____时:	_____时:
_____时:	_____时:	_____时:
晚___时:	晚___时:	晚___时:
24	**25**	**26**
早___时:	早___时:	早___时:
_____时:	_____时:	_____时:
_____时:	_____时:	_____时:
晚___时:	晚___时:	晚___时:
30	**31**	
早___时:	早___时:	
_____时:	_____时:	
_____时:	_____时:	
晚___时:	晚___时:	

注:❶收缩压、舒张压/mmHg;心率/(次/min)。❷建议至少于测量日早、晚测量血压,早上最好在起床排尿后,且服降压药和早餐前,固定时间自测坐位血压。

	4	5
_时：	早___时：	早___时：
_时：	_____时：	_____时：
_时：	_____时：	_____时：
_时：	晚___时：	晚___时：
	10	11
_时：	早___时：	早___时：
_时：	_____时：	_____时：
_时：	_____时：	_____时：
_时：	晚___时：	晚___时：
	16	17
_时：	早___时：	早___时：
_时：	_____时：	_____时：
_时：	_____时：	_____时：
_时：	晚___时：	晚___时：
	22	23
_时：	早___时：	早___时：
_时：	_____时：	_____时：
_时：	_____时：	_____时：
_时：	晚___时：	晚___时：
	28	29
_时：	早___时：	早___时：
_时：	_____时：	_____时：
_时：	_____时：	_____时：
_时：	晚___时：	晚___时：

用药备注（请记录用药后的反应，有无不适，有无想要咨询医师或药师的问题等）

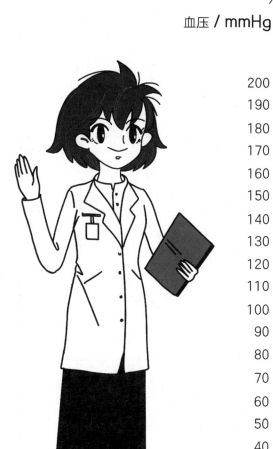

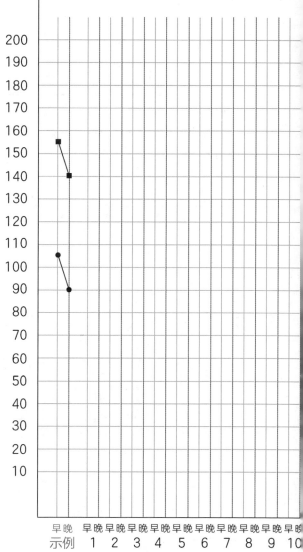

血压 / mmHg

200
190
180
170
160
150
140
130
120
110
100
90
80
70
60
50
40
30
20
10

早晚　早晚早晚早晚早晚早晚早晚早晚早晚早晚早
示例　1　2　3　4　5　6　7　8　9　10

_____ 年 _____ 月　　血压变化曲线图

──■── 高压（收缩压）/ mmHg
──●── 低压（舒张压）/ mmHg

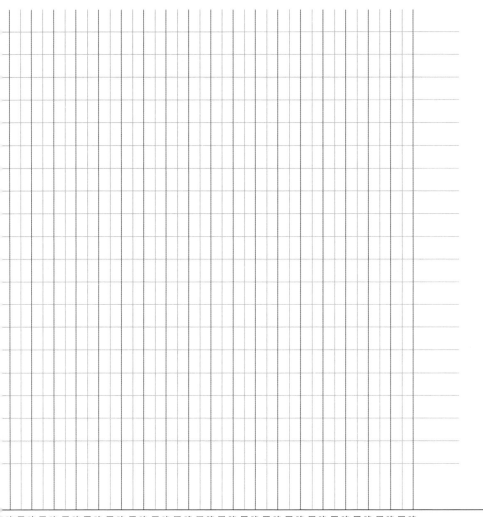

晚 早 晚 早 晚 早 晚 早 晚 早 晚 早 晚 早 晚 早 晚 早 晚 早 晚 早 晚 早 晚 早 晚 早 晚 早 晚 早 晚 早 晚
3　14　15　16　17　18　19　20　21　22　23　24　25　26　27　28　29　30　31　　日期 / 日

___年___月　　血压变化记录表

测量时间:收缩压 / 舒张压(心率)	1	2
早 7 时:155/105(80)	早___时:	早___时:
___时:(若未测保持空白)	___时:	___时:
16 时:150/100(76)	___时:	___时:
晚 21 时:140/90(70)	晚___时:	晚___时:
6	**7**	**8**
早___时:	早___时:	早___时:
___时:	___时:	___时:
___时:	___时:	___时:
晚___时:	晚___时:	晚___时:
12	**13**	**14**
早___时:	早___时:	早___时:
___时:	___时:	___时:
___时:	___时:	___时:
晚___时:	晚___时:	晚___时:
18	**19**	**20**
早___时:	早___时:	早___时:
___时:	___时:	___时:
___时:	___时:	___时:
晚___时:	晚___时:	晚___时:
24	**25**	**26**
早___时:	早___时:	早___时:
___时:	___时:	___时:
___时:	___时:	___时:
晚___时:	晚___时:	晚___时:
30	**31**	
早___时:	早___时:	
___时:	___时:	
___时:	___时:	
晚___时:	晚___时:	

注:❶收缩压、舒张压 /mmHg;心率 /(次 /min)。❷建议至少于测量日早、晚测量血压,早上最好在起床排尿后,且服降压药和早餐前,固定时间自测坐位血压。

	4	5
___时：	早___时：	早___时：
___时：	___时：	___时：
___时：	___时：	___时：
___时：	晚___时：	晚___时：
	10	11
___时：	早___时：	早___时：
___时：	___时：	___时：
___时：	___时：	___时：
___时：	晚___时：	晚___时：
	16	17
___时：	早___时：	早___时：
___时：	___时：	___时：
___时：	___时：	___时：
___时：	晚___时：	晚___时：
	22	23
___时：	早___时：	早___时：
___时：	___时：	___时：
___时：	___时：	___时：
___时：	晚___时：	晚___时：
	28	29
___时：	早___时：	早___时：
___时：	___时：	___时：
___时：	___时：	___时：
___时：	晚___时：	晚___时：

用药备注(请记录用药后的反应,有无不适,
有无想要咨询医师或药师的问题等)

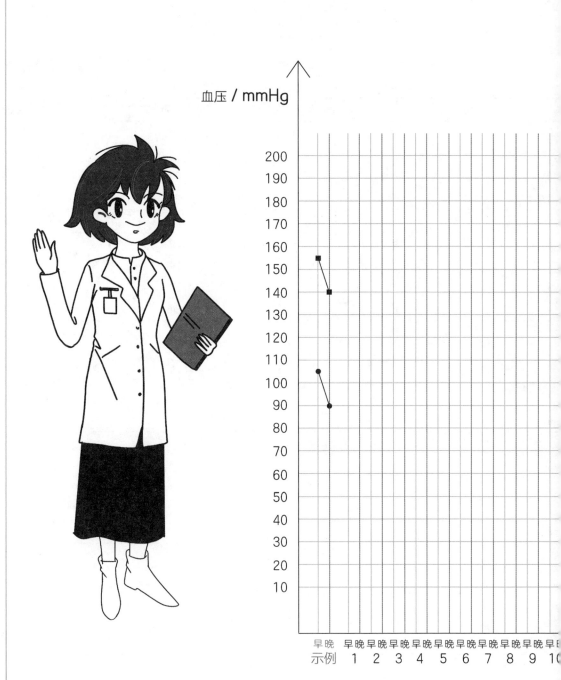

_____ 年 _____ 月 血压变化曲线图

━■━ 高压（收缩压）/ mmHg
━●━ 低压（舒张压）/ mmHg

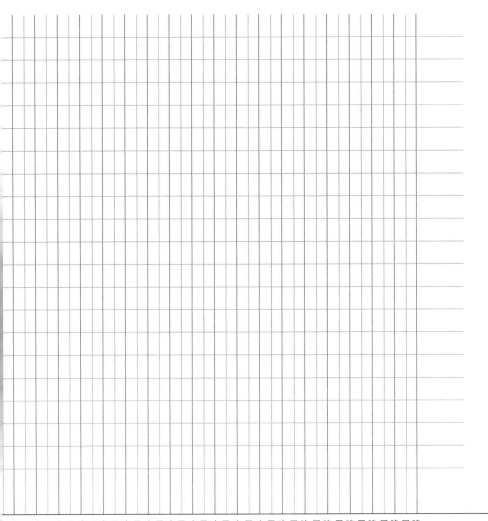

早晚 早晚 早晚 早晚 早晚 早晚 早晚 早晚 早晚 早晚 早晚 早晚 早晚 早晚 早晚 早晚 早晚 早晚 早晚

13 14 15 16 17 18 19 20 21 22 23 24 25 26 27 28 29 30 31 　日期 / 日

____年____月 血压变化记录表

测量时间:收缩压 / 舒张压(心率)	1	2
早 7 时:155/105(80)	早___时:	早___时:
_____时:(若未测保持空白)	_____时:	_____时:
_16_时:150/100(76)	_____时:	_____时:
晚 21 时:140/90(70)	晚___时:	晚___时:
6	7	8
早___时:	早___时:	早___时:
_____时:	_____时:	_____时:
_____时:	_____时:	_____时:
晚___时:	晚___时:	晚___时:
12	13	14
早___时:	早___时:	早___时:
_____时:	_____时:	_____时:
_____时:	_____时:	_____时:
晚___时:	晚___时:	晚___时:
18	19	20
早___时:	早___时:	早___时:
_____时:	_____时:	_____时:
_____时:	_____时:	_____时:
晚___时:	晚___时:	晚___时:
24	25	26
早___时:	早___时:	早___时:
_____时:	_____时:	_____时:
_____时:	_____时:	_____时:
晚___时:	晚___时:	晚___时:
30	31	
早___时:	早___时:	
_____时:	_____时:	
_____时:	_____时:	
晚___时:	晚___时:	

注:❶收缩压、舒张压 /mmHg;心率 /(次 /min)。❷建议至少于测量日早、晚测量血压,早上最好在起床排尿后,且服降压药和早餐前,固定时间自测坐位血压。

	4	5
_时：	早___时：	早___时：
_时：	_____时：	_____时：
_时：	_____时：	_____时：
_时：	晚___时：	晚___时：
	10	11
_时：	早___时：	早___时：
_时：	_____时：	_____时：
_时：	_____时：	_____时：
_时：	晚___时：	晚___时：
	16	17
_时：	早___时：	早___时：
_时：	_____时：	_____时：
_时：	_____时：	_____时：
_时：	晚___时：	晚___时：
	22	23
_时：	早___时：	早___时：
_时：	_____时：	_____时：
_时：	_____时：	_____时：
_时：	晚___时：	晚___时：
	28	29
_时：	早___时：	早___时：
_时：	_____时：	_____时：
_时：	_____时：	_____时：
_时：	晚___时：	晚___时：

用药备注（请记录用药后的反应，有无不适，有无想要咨询医师或药师的问题等）

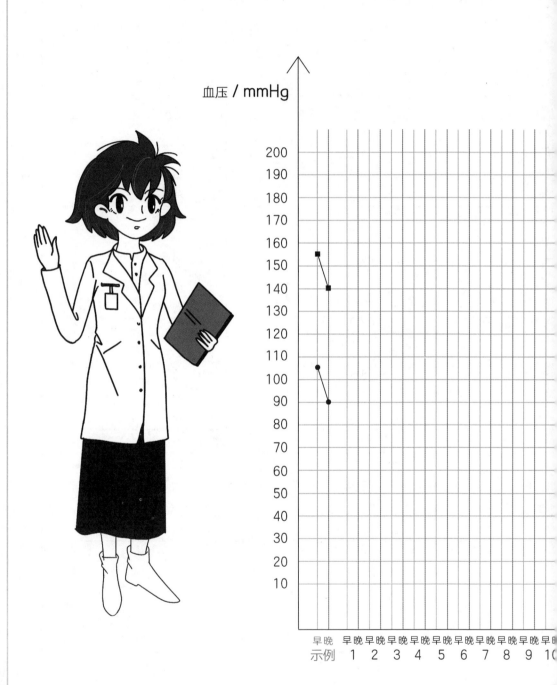

_____ 年 _____ 月　　血压变化曲线图

━■━ 高压（收缩压）/ mmHg
━●━ 低压（舒张压）/ mmHg

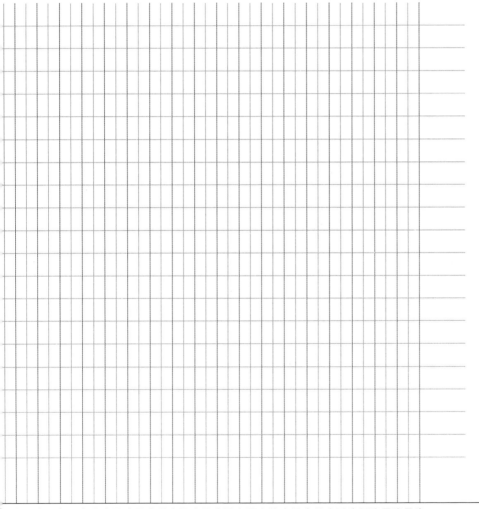

早晚早晚早晚早晚早晚早晚早晚早晚早晚早晚早晚早晚早晚早晚早晚早晚早晚早晚早晚
13　14　15　16　17　18　19　20　21　22　23　24　25　26　27　28　29　30　31　　日期 / 日

___年___月　　　血压变化记录表

测量时间:收缩压 / 舒张压(心率)	1	2
早_7_时:155/105(80)	早___时:	早___时:
_____时:(若未测保持空白)	_____时:	_____时:
_16_时:150/100(76)	_____时:	_____时:
晚_21时:140/90(70)	晚___时:	晚___时:
6	7	8
早___时:	早___时:	早___时:
_____时:	_____时:	_____时:
_____时:	_____时:	_____时:
晚___时:	晚___时:	晚___时:
12	13	14
早___时:	早___时:	早___时:
_____时:	_____时:	_____时:
_____时:	_____时:	_____时:
晚___时:	晚___时:	晚___时:
18	19	20
早___时:	早___时:	早___时:
_____时:	_____时:	_____时:
_____时:	_____时:	_____时:
晚___时:	晚___时:	晚___时:
24	25	26
早___时:	早___时:	早___时:
_____时:	_____时:	_____时:
_____时:	_____时:	_____时:
晚___时:	晚___时:	晚___时:
30	31	
早___时:	早___时:	
_____时:	_____时:	
_____时:	_____时:	
晚___时:	晚___时:	

注:❶收缩压、舒张压 /mmHg;心率 /(次 /min)。❷建议至少于测量日早、晚测量血压,早上最好在起床排尿后,且服降压药和早餐前,固定时间自测坐位血压。

72

	4	5
_时:	早___时:	早___时:
_时:	_____时:	_____时:
_时:	_____时:	_____时:
_时:	晚___时:	晚___时:
	10	**11**
_时:	早___时:	早___时:
_时:	_____时:	_____时:
_时:	_____时:	_____时:
_时:	晚___时:	晚___时:
	16	**17**
_时:	早___时:	早___时:
_时:	_____时:	_____时:
_时:	_____时:	_____时:
_时:	晚___时:	晚___时:
	22	**23**
_时:	早___时:	早___时:
_时:	_____时:	_____时:
_时:	_____时:	_____时:
_时:	晚___时:	晚___时:
	28	**29**
_时:	早___时:	早___时:
_时:	_____时:	_____时:
_时:	_____时:	_____时:
_时:	晚___时:	晚___时:

用药备注(请记录用药后的反应,有无不适,
有无想要咨询医师或药师的问题等)

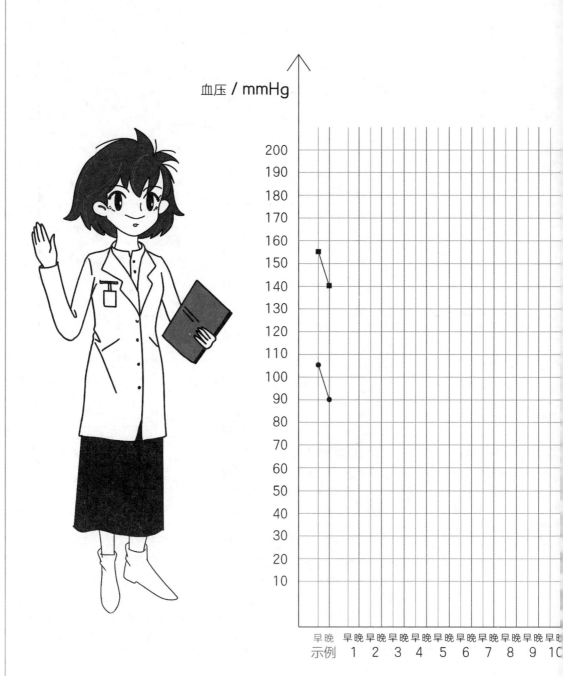

_____ 年 _____ 月　血压变化曲线图

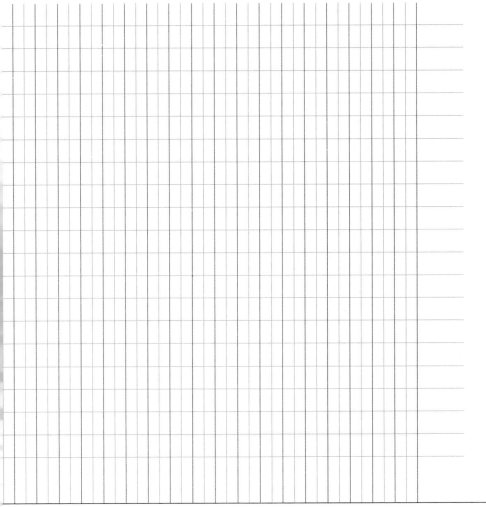

—■— 高压（收缩压）/ mmHg
—●— 低压（舒张压）/ mmHg

早晚早晚早晚早晚早晚早晚早晚早晚早晚早晚早晚早晚早晚早晚早晚早晚早晚早晚早晚
13　14　15　16　17　18　19　20　21　22　23　24　25　26　27　28　29　30　31　　日期 / 日

血压变化记录表

_____年_____月

测量时间:收缩压 / 舒张压(心率)	1	2
早 _7_ 时:155/105(80)	早___时:	早___时:
_____时:(若未测保持空白)	_____时:	_____时:
_16_ 时:150/100(76)	_____时:	_____时:
晚_21_时:140/90(70)	晚___时:	晚___时:
6	7	8
早___时:	早___时:	早___时:
_____时:	_____时:	_____时:
_____时:	_____时:	_____时:
晚___时:	晚___时:	晚___时:
12	13	14
早___时:	早___时:	早___时:
_____时:	_____时:	_____时:
_____时:	_____时:	_____时:
晚___时:	晚___时:	晚___时:
18	19	20
早___时:	早___时:	早___时:
_____时:	_____时:	_____时:
_____时:	_____时:	_____时:
晚___时:	晚___时:	晚___时:
24	25	26
早___时:	早___时:	早___时:
_____时:	_____时:	_____时:
_____时:	_____时:	_____时:
晚___时:	晚___时:	晚___时:
30	31	
早___时:	早___时:	
_____时:	_____时:	
_____时:	_____时:	
晚___时:	晚___时:	

注:❶收缩压、舒张压 /mmHg;心率 /(次 /min)。❷建议至少于测量日早、晚测量血压,早上最好在起床排尿后,且服降压药和早餐前,固定时间自测坐位血压。

	4	5
_时：	早___时：	早___时：
_时：	_____时：	_____时：
_时：	_____时：	_____时：
_时：	晚___时：	晚___时：
	10	11
_时：	早___时：	早___时：
_时：	_____时：	_____时：
_时：	_____时：	_____时：
_时：	晚___时：	晚___时：
	16	17
_时：	早___时：	早___时：
_时：	_____时：	_____时：
_时：	_____时：	_____时：
_时：	晚___时：	晚___时：
	22	23
_时：	早___时：	早___时：
_时：	_____时：	_____时：
_时：	_____时：	_____时：
_时：	晚___时：	晚___时：
	28	29
_时：	早___时：	早___时：
_时：	_____时：	_____时：
_时：	_____时：	_____时：
_时：	晚___时：	晚___时：

用药备注（请记录用药后的反应，有无不适，有无想要咨询医师或药师的问题等）

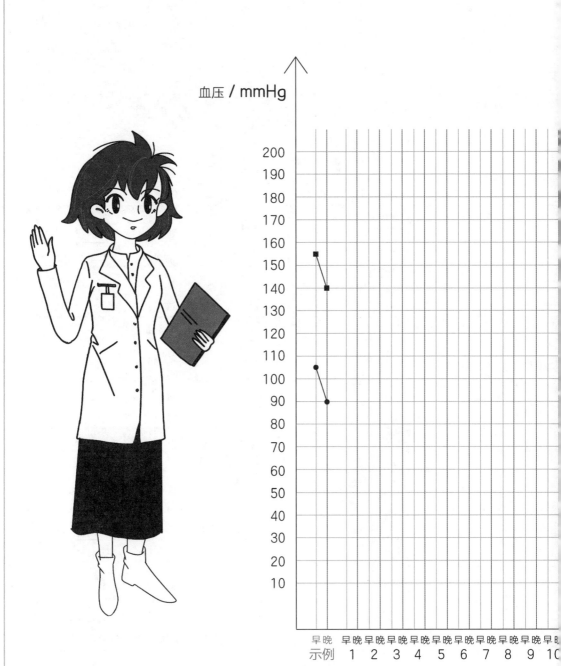

_____ 年 _____ 月　　血压变化曲线图

　　　—■— 高压（收缩压）/ mmHg
　　　—●— 低压（舒张压）/ mmHg

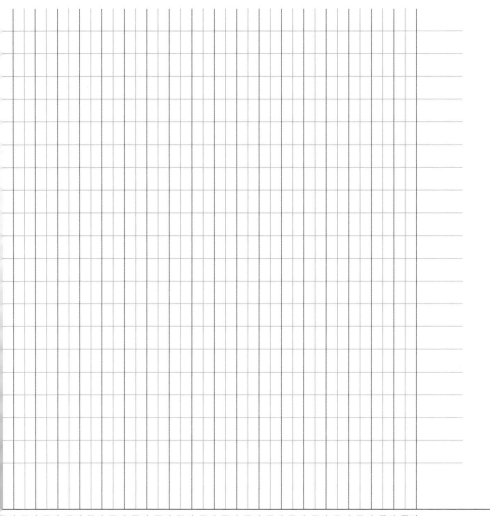

早晚 早晚 早晚 早晚 早晚 早晚 早晚 早晚 早晚 早晚 早晚 早晚 早晚 早晚 早晚 早晚 早晚 早晚 早晚
13　14　15　16　17　18　19　20　21　22　23　24　25　26　27　28　29　30　31　　日期 / 日

血压变化记录表

测量时间:收缩压／舒张压(心率)	1	2
早 _7_ 时:155/105(80)	早___时:	早___时:
_____时:(若未测保持空白)	_____时:	_____时:
_16_ 时:150/100(76)	_____时:	_____时:
晚 21 时:140/90(70)	晚___时:	晚___时:
6	**7**	**8**
早___时:	早___时:	早___时:
_____时:	_____时:	_____时:
_____时:	_____时:	_____时:
晚___时:	晚___时:	晚___时:
12	**13**	**14**
早___时:	早___时:	早___时:
_____时:	_____时:	_____时:
_____时:	_____时:	_____时:
晚___时:	晚___时:	晚___时:
18	**19**	**20**
早___时:	早___时:	早___时:
_____时:	_____时:	_____时:
_____时:	_____时:	_____时:
晚___时:	晚___时:	晚___时:
24	**25**	**26**
早___时:	早___时:	早___时:
_____时:	_____时:	_____时:
_____时:	_____时:	_____时:
晚___时:	晚___时:	晚___时:
30	**31**	
早___时:	早___时:	
_____时:	_____时:	
_____时:	_____时:	
晚___时:	晚___时:	

注:❶收缩压、舒张压/mmHg;心率/(次/min)。❷建议至少于测量日早、晚测量血压,早上最好在起床排尿后,且服降压药和早餐前,固定时间自测坐位血压。

	4	5
_时:	早___时:	早___时:
_时:	_____时:	_____时:
_时:	_____时:	_____时:
_时:	晚___时:	晚___时:
	10	11
_时:	早___时:	早___时:
_时:	_____时:	_____时:
_时:	_____时:	_____时:
_时:	晚___时:	晚___时:
	16	17
_时:	早___时:	早___时:
_时:	_____时:	_____时:
_时:	_____时:	_____时:
_时:	晚___时:	晚___时:
	22	23
_时:	早___时:	早___时:
_时:	_____时:	_____时:
_时:	_____时:	_____时:
_时:	晚___时:	晚___时:
	28	29
_时:	早___时:	早___时:
_时:	_____时:	_____时:
_时:	_____时:	_____时:
_时:	晚___时:	晚___时:

用药备注(请记录用药后的反应,有无不适,
有无想要咨询医师或药师的问题等)

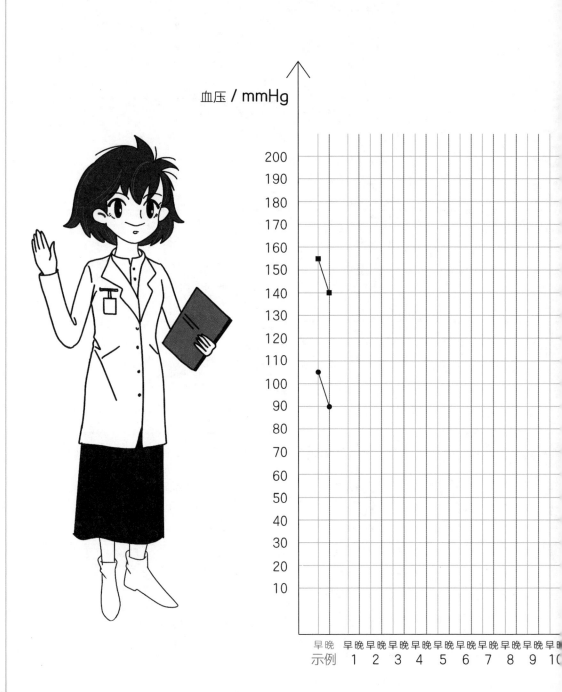

_____ 年 _____ 月 血压变化曲线图

■—— 高压（收缩压）/ mmHg
●—— 低压（舒张压）/ mmHg

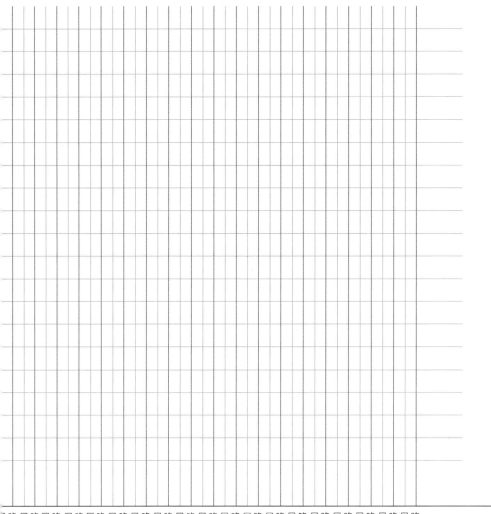

早晚 早晚 早晚 早晚 早晚 早晚 早晚 早晚 早晚 早晚 早晚 早晚 早晚 早晚 早晚 早晚 早晚 早晚 早晚
13 14 15 16 17 18 19 20 21 22 23 24 25 26 27 28 29 30 31   日期 / 日

___年___月　　　　　　**血压变化记录表**

测量时间:收缩压/舒张压(心率)	1	2
早 7 时:155/105(80)	早___时:	早___时:
___时:(若未测保持空白)	___时:	___时:
16 时:150/100(76)	___时:	___时:
晚 21 时:140/90(70)	晚___时:	晚___时:
6	**7**	**8**
早___时:	早___时:	早___时:
___时:	___时:	___时:
___时:	___时:	___时:
晚___时:	晚___时:	晚___时:
12	**13**	**14**
早___时:	早___时:	早___时:
___时:	___时:	___时:
___时:	___时:	___时:
晚___时:	晚___时:	晚___时:
18	**19**	**20**
早___时:	早___时:	早___时:
___时:	___时:	___时:
___时:	___时:	___时:
晚___时:	晚___时:	晚___时:
24	**25**	**26**
早___时:	早___时:	早___时:
___时:	___时:	___时:
___时:	___时:	___时:
晚___时:	晚___时:	晚___时:
30	**31**	
早___时:	早___时:	
___时:	___时:	
___时:	___时:	
晚___时:	晚___时:	

注:❶收缩压、舒张压/mmHg;心率/(次/min)。❷建议至少于测量日早、晚测量血压,早上最好在起床排尿后,且服降压药和早餐前,固定时间自测坐位血压。

84

	4	5
___时：	早___时：	早___时：
___时：	_____时：	_____时：
___时：	_____时：	_____时：
___时：	晚___时：	晚___时：
	10	11
___时：	早___时：	早___时：
___时：	_____时：	_____时：
___时：	_____时：	_____时：
___时：	晚___时：	晚___时：
	16	17
___时：	早___时：	早___时：
___时：	_____时：	_____时：
___时：	_____时：	_____时：
___时：	晚___时：	晚___时：
	22	23
___时：	早___时：	早___时：
___时：	_____时：	_____时：
___时：	_____时：	_____时：
___时：	晚___时：	晚___时：
	28	29
___时：	早___时：	早___时：
___时：	_____时：	_____时：
___时：	_____时：	_____时：
___时：	晚___时：	晚___时：

用药备注（请记录用药后的反应，有无不适，有无想要咨询医师或药师的问题等）

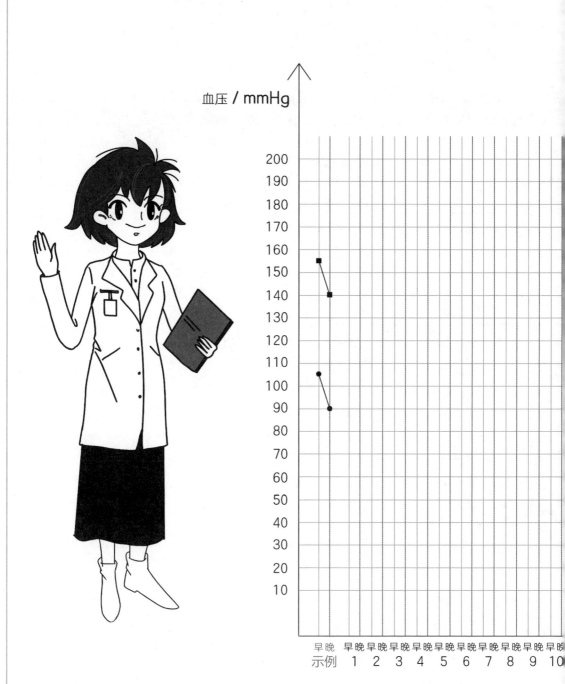

_____ 年 _____ 月　　血压变化曲线图

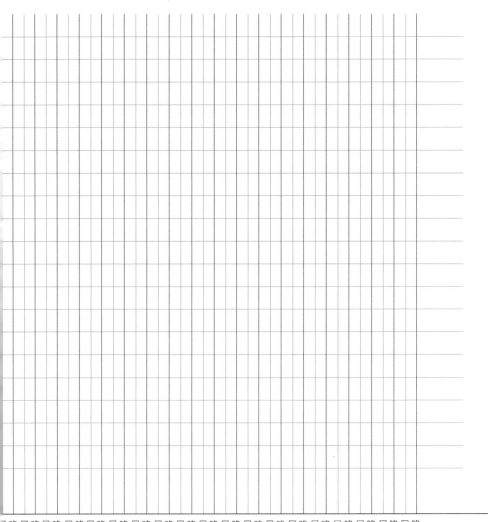

━■━ 高压（收缩压）/ mmHg
━●━ 低压（舒张压）/ mmHg

早晚早晚早晚早晚早晚早晚早晚早晚早晚早晚早晚早晚早晚早晚早晚早晚早晚早晚早晚
13 14 15 16 17 18 19 20 21 22 23 24 25 26 27 28 29 30 31　日期/日

___年___月 血压变化记录表

测量时间:收缩压 / 舒张压(心率)	1	2
早 7 时:155/105(80)	早___时:	早___时:
___时:(若未测保持空白)	___时:	___时:
16 时:150/100(76)	___时:	___时:
晚 21 时:140/90(70)	晚___时:	晚___时:
6	7	8
早___时:	早___时:	早___时:
___时:	___时:	___时:
___时:	___时:	___时:
晚___时:	晚___时:	晚___时:
12	13	14
早___时:	早___时:	早___时:
___时:	___时:	___时:
___时:	___时:	___时:
晚___时:	晚___时:	晚___时:
18	19	20
早___时:	早___时:	早___时:
___时:	___时:	___时:
___时:	___时:	___时:
晚___时:	晚___时:	晚___时:
24	25	26
早___时:	早___时:	早___时:
___时:	___时:	___时:
___时:	___时:	___时:
晚___时:	晚___时:	晚___时:
30	31	
早___时:	早___时:	
___时:	___时:	
___时:	___时:	
晚___时:	晚___时:	

注:❶收缩压、舒张压/mmHg;心率/(次/min)。❷建议至少于测量日早、晚测量血压,早上最好在起床排尿后,且服降压药和早餐前,固定时间自测坐位血压。

88

	4	5
___时：	早___时：	早___时：
___时：	_____时：	_____时：
___时：	_____时：	_____时：
___时：	晚___时：	晚___时：
	10	11
___时：	早___时：	早___时：
___时：	_____时：	_____时：
___时：	_____时：	_____时：
___时：	晚___时：	晚___时：
	16	17
___时：	早___时：	早___时：
___时：	_____时：	_____时：
___时：	_____时：	_____时：
___时：	晚___时：	晚___时：
	22	23
___时：	早___时：	早___时：
___时：	_____时：	_____时：
___时：	_____时：	_____时：
___时：	晚___时：	晚___时：
	28	29
___时：	早___时：	早___时：
___时：	_____时：	_____时：
___时：	_____时：	_____时：
___时：	晚___时：	晚___时：

用药备注（请记录用药后的反应，有无不适，
有无想要咨询医师或药师的问题等）

89

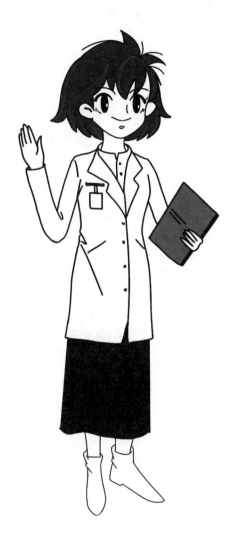

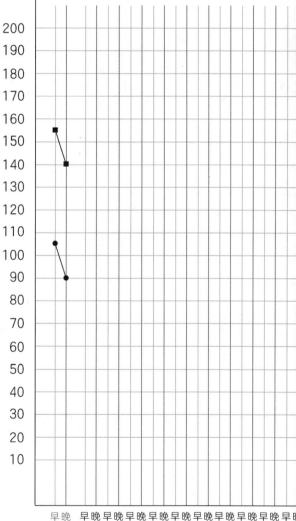

_____ 年 _____ 月　血压变化曲线图

——■—— 高压（收缩压）/ mmHg
——●—— 低压（舒张压）/ mmHg

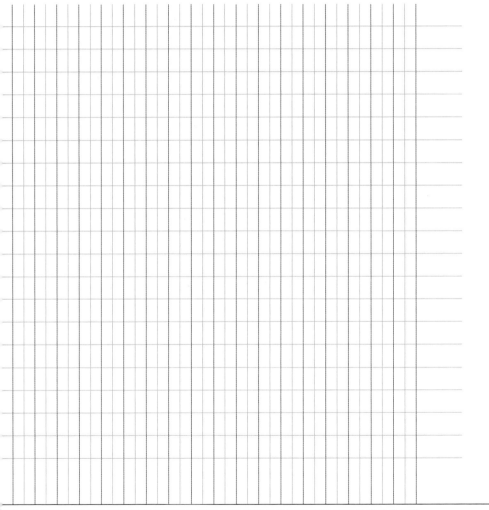

早晚早晚早晚早晚早晚早晚早晚早晚早晚早晚早晚早晚早晚早晚早晚早晚早晚早晚早晚
13　14　15　16　17　18　19　20　21　22　23　24　25　26　27　28　29　30　31　　日期 / 日

容量管理记录 ___年___月

日期	饮水量△ /ml	尿量 /ml	晨起体重 /kg	净超滤量 /ml	透析前体重 /kg	干体重 /kg	水负荷 /ml
1 日							
2 日							
3 日							
4 日							
5 日							
6 日							
7 日							
8 日							
9 日							
10 日							
11 日							
12 日							
13 日							
14 日							
15 日							
16 日							
17 日							
18 日							
19 日							
20 日							
21 日							
22 日							
23 日							
24 日							
25 日							
26 日							
27 日							
28 日							
29 日							
30 日							
31 日							

注:△饮水量应包括水、果汁、粥等液体 24 小时总摄入量,填表前请先阅读前文《慢性肾脏病患者自我管理》。

容量管理记录 ___年___月

日期	饮水量△ /ml	尿量 /ml	晨起体重 /kg	净超滤量 /ml	透析前体重 /kg	干体重 /kg	水负荷 /ml
1 日							
2 日							
3 日							
4 日							
5 日							
6 日							
7 日							
8 日							
9 日							
10 日							
11 日							
12 日							
13 日							
14 日							
15 日							
16 日							
17 日							
18 日							
19 日							
20 日							
21 日							
22 日							
23 日							
24 日							
25 日							
26 日							
27 日							
28 日							
29 日							
30 日							
31 日							

注:△饮水量应包括水、果汁、粥等液体 24 小时总摄入量,填表前请先阅读前文《慢性肾脏病患者自我管理》。

容量管理记录 ___年___月

日期	饮水量△ /ml	尿量 /ml	晨起体重 /kg	净超滤量 /ml	透析前体重 /kg	干体重 /kg	水负荷 /ml
1 日							
2 日							
3 日							
4 日							
5 日							
6 日							
7 日							
8 日							
9 日							
10 日							
11 日							
12 日							
13 日							
14 日							
15 日							
16 日							
17 日							
18 日							
19 日							
20 日							
21 日							
22 日							
23 日							
24 日							
25 日							
26 日							
27 日							
28 日							
29 日							
30 日							
31 日							

注：△饮水量应包括水、果汁、粥等液体 24 小时总摄入量,填表前请先阅读前文《慢性肾脏病患者自我管理》。

容量管理记录 ___年___月

日期	饮水量△ /ml	尿量 /ml	晨起体重 /kg	净超滤量 /ml	透析前体重 /kg	干体重 /kg	水负荷 /ml
1 日							
2 日							
3 日							
4 日							
5 日							
6 日							
7 日							
8 日							
9 日							
10 日							
11 日							
12 日							
13 日							
14 日							
15 日							
16 日							
17 日							
18 日							
19 日							
20 日							
21 日							
22 日							
23 日							
24 日							
25 日							
26 日							
27 日							
28 日							
29 日							
30 日							
31 日							

注：△饮水量应包括水、果汁、粥等液体 24 小时总摄入量，填表前请先阅读前文《慢性肾脏病患者自我管理》。

容量管理记录 ___年___月

日期	饮水量△ /ml	尿量 /ml	晨起体重 /kg	净超滤量 /ml	透析前体重 /kg	干体重 /kg	水负荷 /ml
1 日							
2 日							
3 日							
4 日							
5 日							
6 日							
7 日							
8 日							
9 日							
10 日							
11 日							
12 日							
13 日							
14 日							
15 日							
16 日							
17 日							
18 日							
19 日							
20 日							
21 日							
22 日							
23 日							
24 日							
25 日							
26 日							
27 日							
28 日							
29 日							
30 日							
31 日							

注：△饮水量应包括水、果汁、粥等液体 24 小时总摄入量，填表前请先阅读前文《慢性肾脏病患者自我管理》。

容量管理记录 ___年___月

日期	饮水量△ /ml	尿量 /ml	晨起体重 /kg	净超滤量 /ml	透析前体重 /kg	干体重 /kg	水负荷 /ml
1 日							
2 日							
3 日							
4 日							
5 日							
6 日							
7 日							
8 日							
9 日							
10 日							
11 日							
12 日							
13 日							
14 日							
15 日							
16 日							
17 日							
18 日							
19 日							
20 日							
21 日							
22 日							
23 日							
24 日							
25 日							
26 日							
27 日							
28 日							
29 日							
30 日							
31 日							

注:△饮水量应包括水、果汁、粥等液体 24 小时总摄入量,填表前请先阅读前文《慢性肾脏病患者自我管理》。

容量管理记录　　___年___月

日期	饮水量△ /ml	尿量 /ml	晨起体重 /kg	净超滤量 /ml	透析前体重 /kg	干体重 /kg	水负荷 /ml
1 日							
2 日							
3 日							
4 日							
5 日							
6 日							
7 日							
8 日							
9 日							
10 日							
11 日							
12 日							
13 日							
14 日							
15 日							
16 日							
17 日							
18 日							
19 日							
20 日							
21 日							
22 日							
23 日							
24 日							
25 日							
26 日							
27 日							
28 日							
29 日							
30 日							
31 日							

注:△饮水量应包括水、果汁、粥等液体 24 小时总摄入量,填表前请先阅读前文《慢性肾脏病患者自我管理》。

容量管理记录　　___年___月

日期	饮水量△ /ml	尿量 /ml	晨起体重 /kg	净超滤量 /ml	透析前体重 /kg	干体重 /kg	水负荷 /ml
1 日							
2 日							
3 日							
4 日							
5 日							
6 日							
7 日							
8 日							
9 日							
10 日							
11 日							
12 日							
13 日							
14 日							
15 日							
16 日							
17 日							
18 日							
19 日							
20 日							
21 日							
22 日							
23 日							
24 日							
25 日							
26 日							
27 日							
28 日							
29 日							
30 日							
31 日							

注: △饮水量应包括水、果汁、粥等液体 24 小时总摄入量,填表前请先阅读前文《慢性肾脏病患者自我管理》。

容量管理记录 ___年___月

日期	饮水量△ /ml	尿量 /ml	晨起体重 /kg	净超滤量 /ml	透析前体重 /kg	干体重 /kg	水负荷 /ml
1 日							
2 日							
3 日							
4 日							
5 日							
6 日							
7 日							
8 日							
9 日							
10 日							
11 日							
12 日							
13 日							
14 日							
15 日							
16 日							
17 日							
18 日							
19 日							
20 日							
21 日							
22 日							
23 日							
24 日							
25 日							
26 日							
27 日							
28 日							
29 日							
30 日							
31 日							

注：△饮水量应包括水、果汁、粥等液体 24 小时总摄入量，填表前请先阅读前文《慢性肾脏病患者自我管理》。

容量管理记录   ___年___月

日期	饮水量△/ml	尿量/ml	晨起体重/kg	净超滤量/ml	透析前体重/kg	干体重/kg	水负荷/ml
1 日							
2 日							
3 日							
4 日							
5 日							
6 日							
7 日							
8 日							
9 日							
10 日							
11 日							
12 日							
13 日							
14 日							
15 日							
16 日							
17 日							
18 日							
19 日							
20 日							
21 日							
22 日							
23 日							
24 日							
25 日							
26 日							
27 日							
28 日							
29 日							
30 日							
31 日							

注：△饮水量应包括水、果汁、粥等液体 24 小时总摄入量,填表前请先阅读前文《慢性肾脏病患者自我管理》。

容量管理记录 ___年___月

日期	饮水量△ /ml	尿量 /ml	晨起体重 /kg	净超滤量 /ml	透析前体重 /kg	干体重 /kg	水负荷 /ml
1 日							
2 日							
3 日							
4 日							
5 日							
6 日							
7 日							
8 日							
9 日							
10 日							
11 日							
12 日							
13 日							
14 日							
15 日							
16 日							
17 日							
18 日							
19 日							
20 日							
21 日							
22 日							
23 日							
24 日							
25 日							
26 日							
27 日							
28 日							
29 日							
30 日							
31 日							

注:△饮水量应包括水、果汁、粥等液体 24 小时总摄入量,填表前请先阅读前文《慢性肾脏病患者自我管理》。

容量管理记录 ___年___月

日期	饮水量△ /ml	尿量 /ml	晨起体重 /kg	净超滤量 /ml	透析前体重 /kg	干体重 /kg	水负荷 /ml
1 日							
2 日							
3 日							
4 日							
5 日							
6 日							
7 日							
8 日							
9 日							
10 日							
11 日							
12 日							
13 日							
14 日							
15 日							
16 日							
17 日							
18 日							
19 日							
20 日							
21 日							
22 日							
23 日							
24 日							
25 日							
26 日							
27 日							
28 日							
29 日							
30 日							
31 日							

注：△饮水量应包括水、果汁、粥等液体 24 小时总摄入量，填表前请先阅读前文《慢性肾脏病患者自我管理》。

服药笔记

（用于记录您每天用药过程中出现的特殊事件，例如漏服药、用错药、
用药过程中因其他不适临时增加的药物治疗方案等）

例：** 年 ** 月 ** 日 ** 时 ** 分

今天早晨我忘记吃降压药了，发现的时候已经 9 点啦，学习科普知识我了解到，忘记服药的时间小于服药间隔一半时，可以按原剂量服药。于是我立即服用了硝苯地平控释片 1 片。

服药笔记

（用于记录您每天用药过程中出现的特殊事件，例如漏服药、用错药、
用药过程中因其他不适临时增加的药物治疗方案等）

贴处方处

贴化验单处

贴处方处

贴化验单处

患者用药手账

高血压病人病疗喘痫病
高糖老年肾脏治
血尿慢性抗凝哮消化性溃
癫营养支持
慢性阻塞性肺疾病
高脂血症
风湿免疫病
皮肤病

策划编辑　曹锦花
责任编辑　曹锦花　程　怡
书籍设计　姚依帆
责任版式　赵　丽

人卫智网
www.ipmph.com
医学教育、学术、考试、健康，
购书智慧智能综合服务平台

人卫官网
www.pmph.com
人卫官方资讯发布平台

关 注 人 卫 健 康
提 升 健 康 素 养

ISBN 978-7-117-29870-4

9 787117 298704 >

定　价：26.00 元